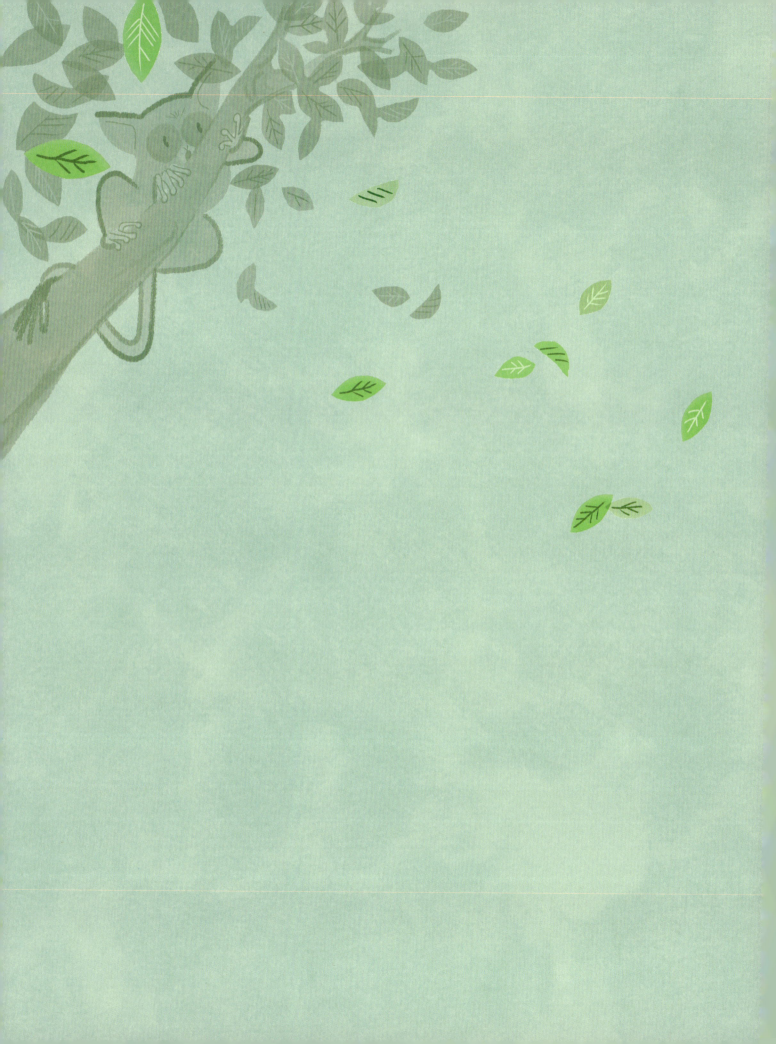

見るのが楽しくなる
目のひみつ
The Magic of Eyes

今泉忠明 監修
さいとうあずみ 絵

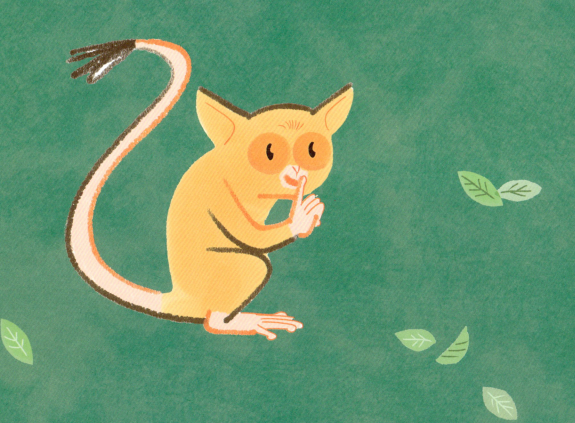

創元社

もくじ

"見える"ってどういうこと? …… 4

- のぞいてみよう！ …… 6
- 目の大切な役割 …… 8
- あらら…へんだぞ？ …… 10
- この絵…動いてる？ …… 12
- "目がいい"ってどういうこと？ …… 14
- どこまで見ている？ …… 16
- 見えない世界 …… 18
- 色のふしぎ …… 20

目のつくり …… 22

- カメラにそっくり！ …… 24
- 目と脳のつながり …… 26
- 目薬をさすとなぜ苦い？ …… 28
- まばたきは何のため？ …… 30
- 涙が出るのはなぜ？ …… 32
- いろんな見え方 …… 34

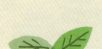

動物たちの見ている世界 …… 36

- 目はどうやって生まれた？ …… 38
- あんな目、こんな目、いろんな目 …… 40
- 鳥が見ている世界 …… 42
- 魚が見ている世界 …… 44
- ネコの目のふしぎ …… 46
- 昆虫が見ている世界 …… 48
- 目を使わなくなった生き物たち …… 50
- 深海でも見える生き物たち …… 52

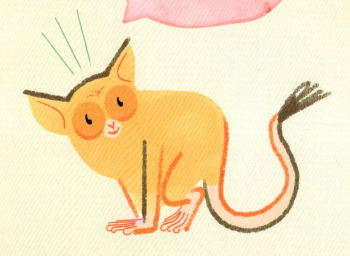

ガイド役はこの子

動物界のなかでも、ひときわ大きな目を持つメガネザル。なんと片方の目が脳より重いというこのメガネザルくんといっしょに、ふしぎな目の世界をじっくり眺めてみましょう。

目の歴史と雑学 …… 54

- 「目」漢字の成り立ち …… 56
- 「目」を使った日本のことば …… 58
- エジプト神話とホルスの目 …… 60
- 自然界にある目玉模様 …… 62
- めがねの産地 福井・鯖江 …… 64
- 夢を見る …… 66
- 目のためにできること …… 68

さくいん …… 70

"見える"って
どういうこと？

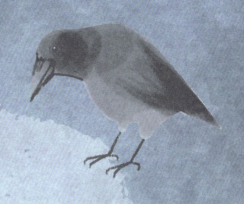

ほとんどの動物は、
ものが鮮明(せんめい)に見えていないって知っていますか？
それに比(くら)べると、私(わたし)たち人間の「目」って、実はすごいんです！

でもね、当たり前すぎて、気づかずに過(す)ごしていますよね。
私(わたし)たちの目は、ものがそこに「ある」と、認識(にんしき)するだけじゃありません。
光を感じたり、顔や表情(ひょうじょう)を見わけたり、感情(かんじょう)を伝(つた)えあうためにも使われています。
そう考えると、目にはとっても多くの役割(やくわり)があるのがわかりますね。

ただ、ほかの動物には見えているのに、人間には見えないものもあります。
私(わたし)たちに見えていないものってなんでしょう？
目のひみつを探(さぐ)っていくと知らないことがいっぱい見つかります。
さあ、楽しい学びの冒険(ぼうけん)の始まりです。
いろんな「ひみつ」を見つけてくださいね！

のぞいてみよう！

私たちの目は、自分の手の指紋から何万光年も離れた星々まで、非常に広い範囲の情報を一瞬のうちに読み取ることができます。情報の80％を視覚から得ているといわれるほど視覚に頼って生きているため、視覚をサポートする道具もさまざま。レンズを通して目に届く光を屈折させることで、対象を拡大して見せてくれます。

拡大鏡をのぞいてみると…

ルーペや虫眼鏡で、近くのものを拡大して見てみましょう。拡大鏡は、文字を読みやすく拡大する倍率2倍以下の読書用ルーペや、昆虫や植物など小さなものを観察するための倍率3〜4倍程度の虫眼鏡、最大1500倍まで拡大できる光学生物顕微鏡など、使いみちに合わせて拡大する倍率もさまざまです。

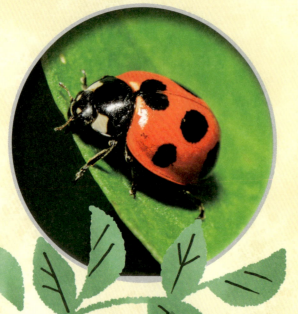

人の視力の発達は、ほかの動物に比べてゆっくり。生後すぐはほとんど見えず、8ヵ月頃にようやく奥行きや上下左右がつかめるように。5歳頃には平均視力が1.0程度まで発達し、その後だいたい1.5前後で落ち着きます。

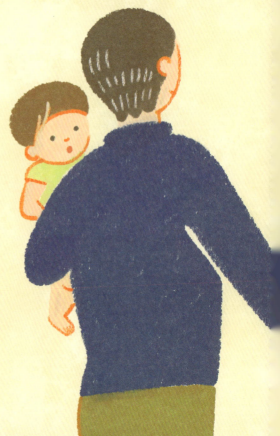

天体望遠鏡を のぞいてみると…

地上を見る双眼鏡や単眼望遠鏡よりも拡大率の高い天体望遠鏡で、夜空を眺めてみましょう。天体望遠鏡は効率的に光を集められるので、明るい天体はもちろん、肉眼では見づらい光の少ない天体も観察することができるのです。

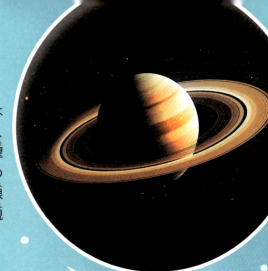

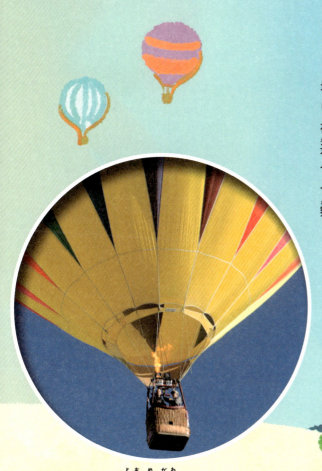

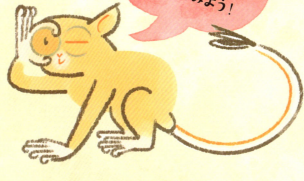

道具の力を借りれば、近くも遠くも見づらいところも、よりきれいに見わたせる。さっそくのぞいてみよう！

遠眼鏡を のぞいてみると…

双眼鏡や単眼望遠鏡などの遠眼鏡で、遠くを見てみましょう。一般的に単眼望遠鏡の方が双眼鏡より倍率が高く、大きく見ることができます。双眼鏡は単眼望遠鏡に比べると低倍率ですが、両目を使うため立体的に見ることができます。

内視鏡を のぞいてみると…

私たちの体の中を、内視鏡でのぞいてみればこの通り！ 細部まではっきり見ることができます。先端に超小型カメラを取り付けた管を体の中に挿入。管の中の光ファイバーを通して画像を伝送することで、リアルタイムで観察できます。

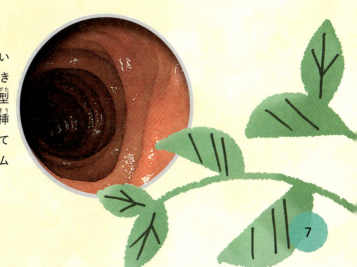

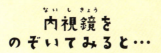

7

目の大切な役割

人間にとってものを見るということは、生きるための手段にとどまりません。文字や数式を読んで学んだり、美しい絵画に感動したり、まわりの人とコミュニケーションをとったり。思考し、生活を豊かにするための手段でもあります。生活の中で人間の目が担っている役割や能力を見てみましょう。

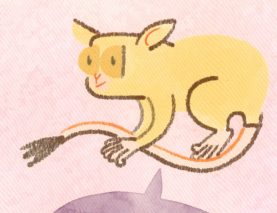

人間の目はとても優秀！安全に効率よくすごすためにいつも働いているよ

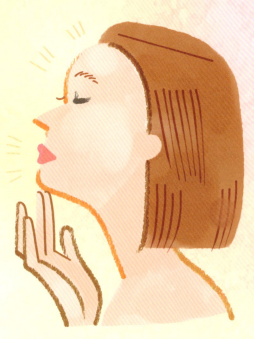

人間の肌の色も、皮膚の内部の層で反射した光が合わさったもの。うるおいのある肌は皮膚の深い層まで光が届き、反射する光が増えるため明るく見えます。逆に肌荒れがあると皮膚の表面で光が拡散し、くすんで見えます。

光を取りこんでものを見る

私たちはものから出た光やものに反射した光を目から取りこみ、目と脳を使って「色」として認識し、そのものを知覚しています。つまり目から光を取りこめなければ、ものを見ることもできません。

暗いところで働く視細胞は波長の短い光（青色）への感度が高いため、暗いところでは青い色が際立って見えることがあります。アジサイの鑑賞会は、夕暮れに行われることが多いそうですよ。

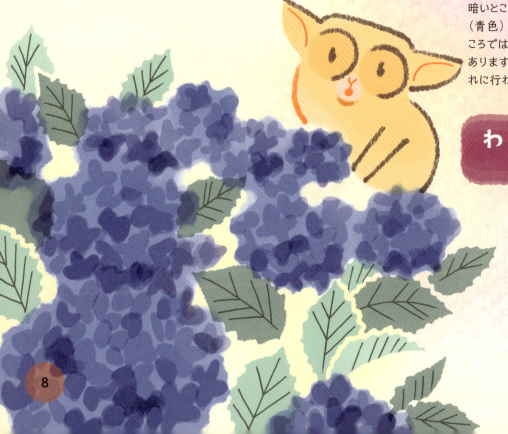

わずかな色の差も見わける

人間は、赤い光、緑の光、青い光に対して感度の高い3種類の視細胞（錐体細胞）を持ち、これらの視細胞からの信号を脳で比較することで、微妙な色の違いを見わけることができます。一方暗いところでは錐体細胞が働かなくなり、光に反応する視細胞は1種類（桿体細胞）のみになるため、夜中は色を見わけづらくなります。

すばやく正確に文字を読む

文字の発明によって人間は大勢の人に意思を伝えられるようになりましたが、これも視覚を備えているからこそ。読むときは、対象の文字が視野の中心にくるよう眼球をなめらかに動かして文字を追います（追視）。

不規則に動くものに対する追視は難しいといわれます。顔を動かしながらでも本は読めますが、本をでたらめに動かしながら読むとどうでしょう？ 文字を追えず、読めませんよね。

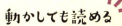
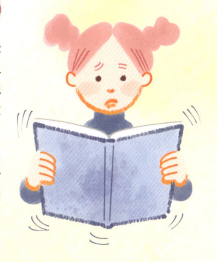

顔を見わけるのが得意

人間は、あらゆるもののなかでも、特に顔を認識するのが得意。例えば人混みのなかの友人の顔をすぐに見つけられるのは、顔を認識するのに特化した脳の領域が存在するため。このおかげで、私たちは顔かたちだけでなく、表情の変化も敏感に見わけられます。

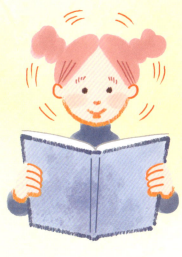

白目がこんなに目立つのは人間だけ！

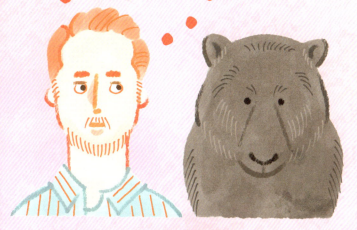

感情を伝えあう

人間の目の大きな特徴のひとつが、外から白目が見えること。自然界では、白目が見えると視線の方向が外敵に知られて危険です。しかし人間は、仲間との情報や感情のやり取りをスムーズにするため、視線がわかりやすくなるよう進化したのです。

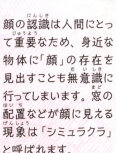

顔の認識は人間にとって重要なため、身近な物体に「顔」の存在を見出すことも無意識に行ってしまいます。窓の配置などが顔に見える現象は「シミュラクラ」と呼ばれます。

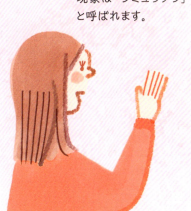
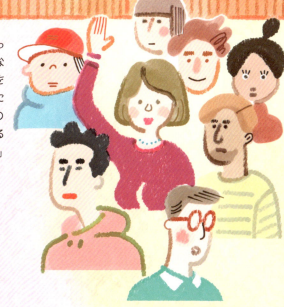

あらら…へんだぞ？

ここにある6つの図形を見てみましょう。長さや色、大きさなどが、実際とは違って見えませんか？ 目でものを見るときに起こる錯覚のことを「錯視」といいます。私たちはものを見るときに目と脳を使いますが、その目や脳がかんちがいを起こして、実際とは違う見え方になるのです。

明るいのはどっち？

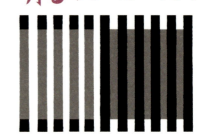

縞模様の中にある灰色の部分。右半分より左半分の縞模様の方が明るく見えますが、実際は同じ明るさです。接している領域の色に影響されてかんちがいするのです。

長いのはどっち？

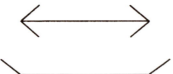

上下の図形の横線。実際は同じ長さですが、上より下の図形の横線の方が長く見えます。発表した学者の名がつけられ「ミュラー・リヤー錯視」と呼ばれています。

錯視はなぜ起こる？

錯視が起こるしくみは、古くから研究されています。視覚の問題だけでなく、これまでの経験や、ものを認知するプロセスも関係していると考えられています。ただ、脳がものを見る働きにはなぞが多いため、はっきりとしたことはわかっていません。

日常でも起きている

錯視は日常でも体験できます。例えば、月の錯視。高く昇った月より地平線に近い月の方が大きく見えるのは錯覚のためです。また、実際は同じ傾斜の坂道でもまわりの景色によって勾配の感じ方が違ったりもします。なにげなく見て、感じていることも、実は錯視かもしれませんね。

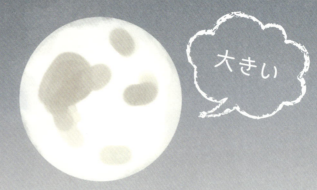

大きい

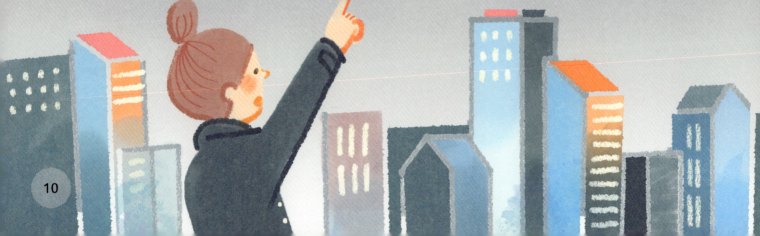

大きいのはどっち？

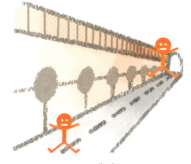

ふたりの人の大きさ。実際は同じなのに、左より右の人の方が大きく見えます。背景に遠近感があると、奥にあるものの方が手前より大きく見えるのです。

線が傾いている？

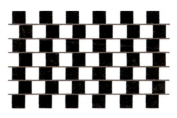

実際は水平に引かれている横線ですが、どれも左右に傾いて見えます。横線に接している黒の四角形の並び方が変わると、見え方も変わります。

へこんでいる？

左は盛り上がって見え、右はへこんで見えます。これも錯視の一種で、ある対象の上が明るく下が暗いと凸、逆の場合は凹に見えるのです。

何かおかしい？

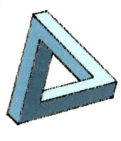

部分的にはおかしくないのに、全体を見るとおかしな三角形。こうした図形は「不可能図形」と呼ばれます。下の階段の図も、同じ種類の錯視です。

小さい

上っても上ってもおわらない…この階段も錯視だよ

この絵…動いてる？

下の美しい絵を見つめてみましょう。すると……動き始めた!?
実際とは違って見える錯視の種類のひとつとして、「静止画（動くはずのない絵）」なのに動いて見える錯視があります。色の並び方や形に影響されて、動いているように錯覚するのだと考えられます。

錯視はだれでも見えるもの？

錯視は経験や心理状況によって、見える人と見えない人がいます。また、見つめている中心では起こりにくくそのまわりで起こりやすいこと、明るい方が起こりやすいことがわかっています。同じ錯視でも、本よりパソコンの画面で見た方がよりはっきりとわかることもありますよ。

ぐるぐるぐる…円盤が回り出す!?

赤と紫で構成された円盤。見つめている円盤は動きませんが、そのほかの円盤が左回りに回転して見えます。

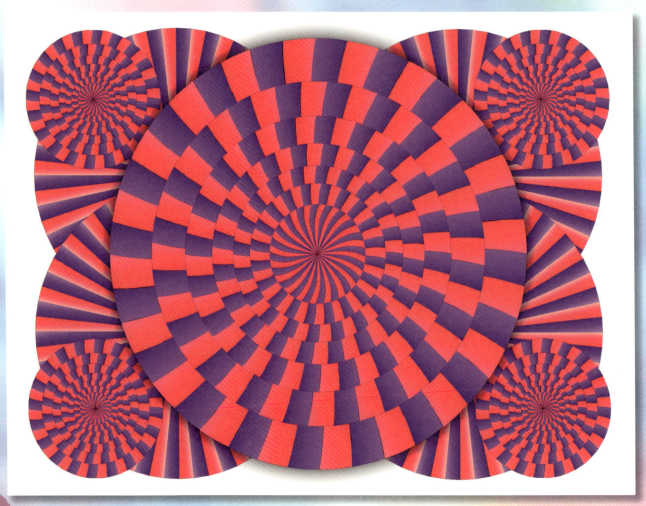

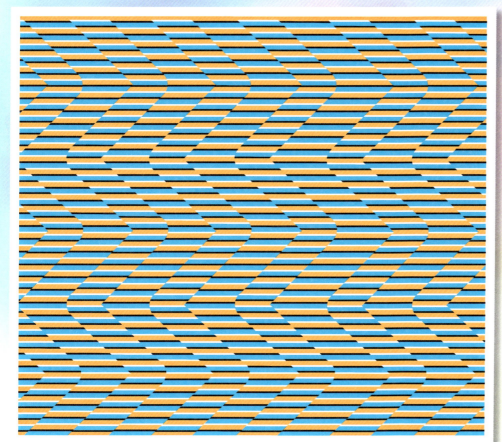

右へ左へ… 横方向へ 動き出す！

3色で描いたギザギザ模様。作品を見ながら目を動かすと、右へ左へと動きはじめます。色は規則正しく並んでいるはずなのに、うすいところと濃いところがあるように見えるのも不思議！

ブレブレ

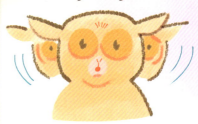

黒丸がチカチカ…

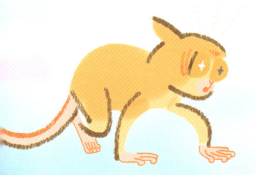

白い線の上で光が点滅!?

作品のあちこちに目を移してみると、白い線が交わるところが暗くなったり明るくなったり点滅しているように見えます。黒一色の背景でも、同じ現象が起こりますよ。

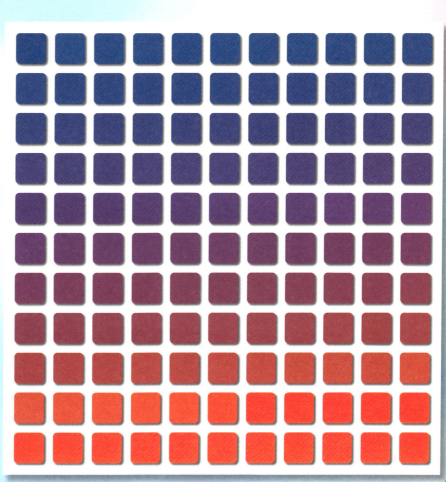

"目がいい"ってどういうこと?

ものの形を見わける力のことを「視力」といいます。視力が高ければ、より遠くまで見わたすことができます。遠くを見る力のほか、「スポーツに必要な見る力」があります。普通の人には見えないようなボールにもすばやく反応できるスポーツ選手の見る力のひみつにせまります!

視力はどうやってはかる?

視力検査では、黒い輪の一部が切れた「C」のような形がよく使われます。これはランドルト環と呼ばれます。一般的に、「高さ7.5ミリメートル、太さ1.5ミリメートル、切れている部分の幅1.5ミリメートル」のランドルト環を5メートル離れたところから見て、どこが切れているかがわかるのが視力1.0とされます。

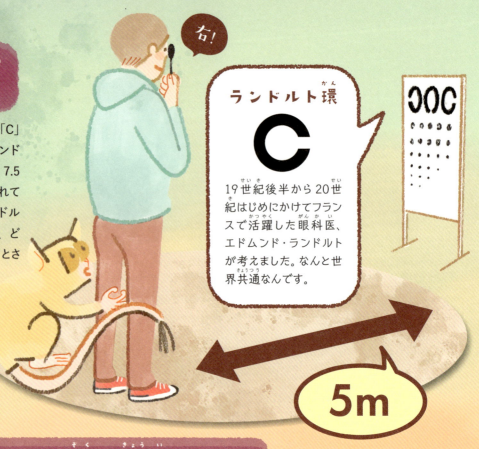

ランドルト環
19世紀後半から20世紀はじめにかけてフランスで活躍した眼科医、エドムンド・ランドルトが考えました。なんと世界共通なんです。

サバンナに住むマサイ族の驚異の視力

人の視力は2.0を超えることはあまりありませんが、アフリカのサバンナで暮らすマサイ族の視力は、平均3.0〜8.0程度と驚異的なほど高いです。これは、広大な平原で遊牧民として暮らす彼らが、家畜を放牧するときに猛獣を警戒して常に遠くを見なければならないため。一方、同じマサイ族でも都市に暮らす人の視力は、1.0程度といわれています。

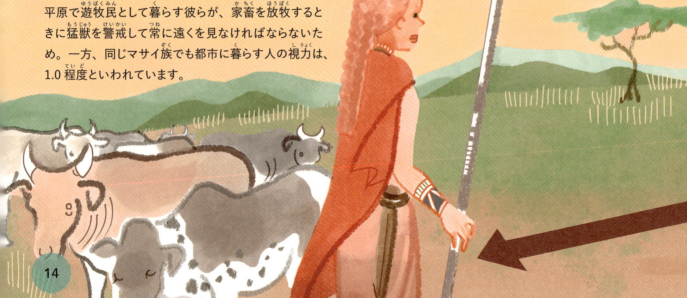

スポーツ選手の すぐれた視力

野球選手の場合、視力はごく普通でも、時速100キロメートル以上のボールを打つことができます。これは、「スポーツビジョン」と呼ばれる、スポーツに必要な見る力がすぐれているため。スポーツビジョンにはいくつかの種類があり、訓練できたえることができるといわれています。

動いているものを 見る力

野球やテニスといった競技のボールなど、早く動くものを認識できます（動体視力）。

見た瞬間に ものを認識する力

剣道や柔道などで、相手のわずかな動きや隙を見つけることができます（瞬間視）。

目で見た動きに すばやく反応する力

瞬間視でとらえた動きに、すばやく反応して行動することができます。

目の動きに 手の動きを 合わせる力

動体視力でとらえたものにすばやく反応して行動することができます。

視野の中心から 離れた場所を 見る力

サッカーやバスケットボールなどで、敵や味方の状況を広くとらえられます（周辺視）。

遠近感や 立体感を 判断する力

ほかの選手やゴールとの位置関係を立体的にとらえることができます（深視力）。

40m

通常の人ならば5メートル離れて見えるランドルト環が、視力8.0のマサイ族の人ならば、40メートル離れたところから見えます。

どこまで見ている?

私たちはふだん、目の前にあるものをしっかり見ているつもりでいます。でも、実際に細かく見ることができるのは、そのときに視線を向けている限られた範囲だけ。頭や体を動かしたり、目のまわりの筋肉を使ったりして、見たいものを視野の中心にとらえることで、はっきりと見えるのです。

バレーボールを差しだして

中心からはずれるとぼんやり

視線の周囲10度より外側は、ぼんやりとしか見えません。ただし、目立つものを見るときはより広い範囲まで見えたり、疲れているときは見える範囲がせまくなったりするなど、状況によって見え方は変わります。

10度

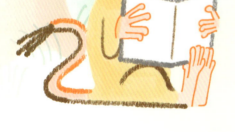

読書でも、一度に読めるのは数文字。約0.3秒ごとに視線を移動させ続けることではじめて読めるんだ

視界のはしはよく見えていない

視界の周囲ではっきり見えている範囲以外の視野は、周辺視野と呼ばれます。視野のはしの方は、ぼんやりしてよく見えません。色を見わけられるのも視野の中心から30度くらいの範囲なので、視野のはしになると色もほとんどわかりません。

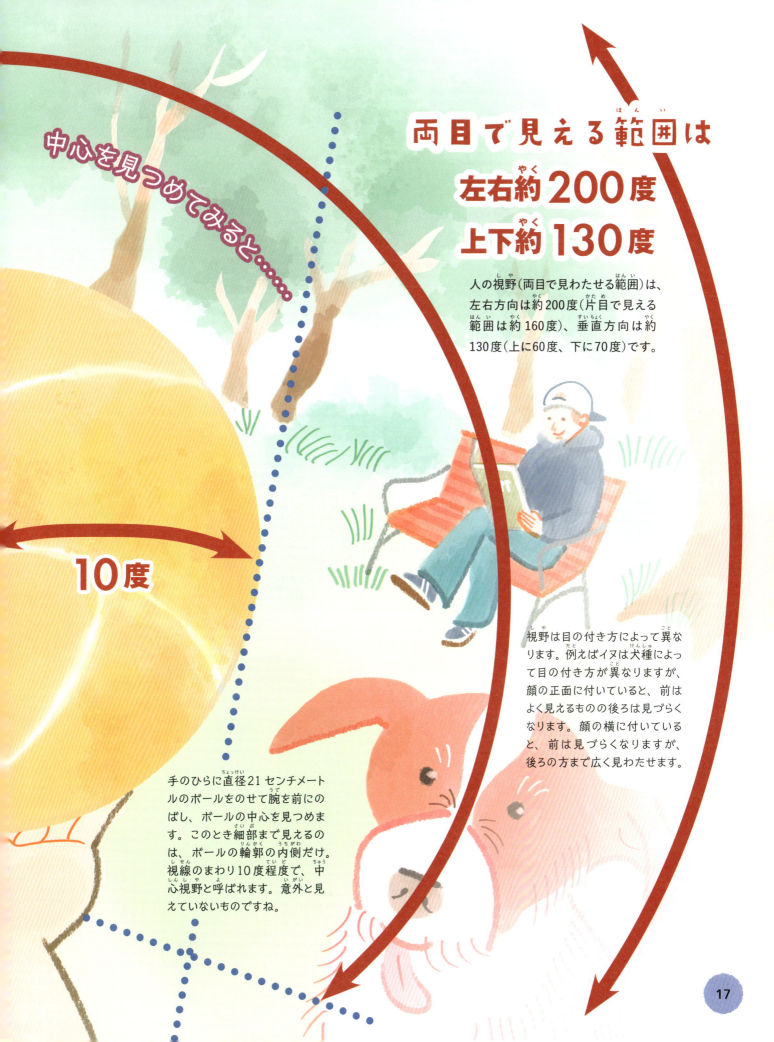

両目で見える範囲は左右約200度 上下約130度

人の視野（両目で見わたせる範囲）は、左右方向は約200度（片目で見える範囲は約160度）、垂直方向は約130度（上に60度、下に70度）です。

視野は目の付き方によって異なります。例えばイヌは犬種によって目の付き方が異なりますが、顔の正面に付いていると、前はよく見えるものの後ろは見づらくなります。顔の横に付いていると、前は見づらくなりますが、後ろの方まで広く見わたせます。

中心を見つめてみると……

10度

手のひらに直径21センチメートルのボールをのせて腕を前にのばし、ボールの中心を見つめます。このとき細部まで見えるのは、ボールの輪郭の内側だけ。視線のまわり10度程度で、中心視野と呼ばれます。意外と見えていないものですね。

17

見えない世界

私たちは、太陽の光のもとでさまざまなものを見ています。太陽光のなかには、人の目にはとらえられないさまざまな種類の光が存在するので、私たちが見ているのは、地球上のごく一部の世界だけといえます。私たちには見ることができない世界をのぞいてみましょう。

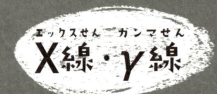
X線・γ線

波長が短く、高いエネルギーを持つ電磁波です。原子核の外で発生するものをX線、中で発生するものをγ線といいます。X線はレントゲンやCT検査、放射線治療などに、γ線は食品の殺菌などに用いられます。

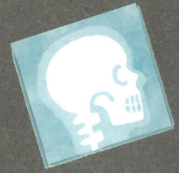
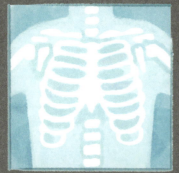

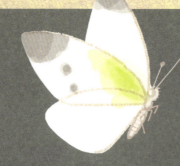

モンシロチョウのメスの鱗粉は紫外線を反射し、オスの鱗粉は紫外線を吸収します。この紫外線の反射をとらえることで、オスとメスを見わけます。

自然界に存在する白い花の多くは紫外線を反射する色素をたくさん持っているため、紫外線を見わける昆虫にとってより見つけやすくなっています。

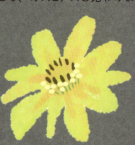

紫外線

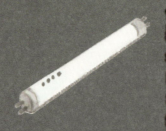

可視光より波長の短い光として最初にあらわれる電磁波。蛍光灯などに用いられています。人間の目には紫外線をとらえることはできませんが、一部の昆虫や鳥は、紫外線を感じることができます。

鳥の目も紫外線をとらえることができます。半透明のゴミ袋の中が紫外線の反射によって透けて見えることで、ゴミ袋の中身に反応してあさるのではないかと考えられています。

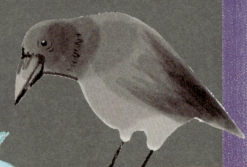

波長が短い

光と可視光線

光とは、電磁波の仲間。電気と磁気のエネルギーが波のように空間を伝わっていくもので、波長（波の山と山、谷と谷の間隔）によって異なる性質を持ちます。人が見ることができる光「可視光」は、波長360〜750ナノメートル。この範囲で、波長が短い光は紫や青、長い光は赤、中間の光は緑に感じます。

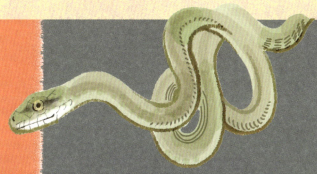

変温動物のなかには、赤外線をとらえるものもいます。ヘビは目と鼻の間の器官で赤外線を感じ、獲物の形や距離を知ります。

赤外線
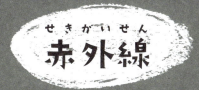

可視光より波長の長い光として最初にあらわれる電磁波。ヒーターなどに用いられています。太陽光だけでなく動物の体など温度の高いあらゆるものから出ています。

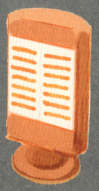

電波
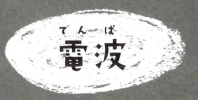

マイクロ波

赤外線よりも波長の長い光はまとめて電波と呼ばれます。なかでも波長が短いのがマイクロ波。放送や通信、電子レンジなどに利用されています。

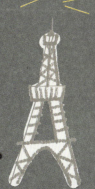

超音波

ものを洗浄したり切断したりする機械など、幅広く利用されています。また、超音波を使ってものをこわさずに調べる検査などにも用いられます。

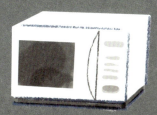

短波
中波
長波

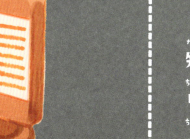

電波は、波長が長いほど遠くまで安定して届きます。電子レンジのほか、ラジオ放送やさまざまな種類の無線などに利用されています。

波長が長い

色のふしぎ

色はどうやって作られているのでしょう？ 人は、ものに当たって反射したり吸収されたりした太陽光を目でとらえることで、はじめて色を見ることができます。さらに、色はさまざまな印象や感情を生み出すため、私たちはそれを利用して世界をさらにカラフルに彩っています。

紅葉のひみつ

緑の葉に存在する葉緑素は、光合成に使う赤や青の光を吸収し、光合成に使わない緑の光だけを反射しています。気温が下がると葉緑素がこわれて赤い光を反射する色素が作られるため、赤く色づいて見えます。

シャボン玉はなぜ虹色？

シャボン玉の膜の厚さは場所によって異なるため、膜の表面と内側で反射したり屈折したりする光が重なり合います。そのことでさまざまな色が強められたり弱められたりして混ざり合い、虹色に見えるのです。

危険な色

アシナガバチのようにパッと目を引く派手な体色は「警告色」と呼ばれます。まわりに対して自らの危険性を知らせる働きがあります。私たちの身のまわりでも、立ち入り禁止や危険なエリアを知らせる看板や標識に警告色が利用されています。

重い色・軽い色

色には、重さを感じさせる効果もあります。例えば、暗い色の箱は重く、明るい色の箱は軽く見えるはず。自然界にあるものでも一般的に重いものは暗く（岩や木など）、軽いものは明るい（煙や雲など）ことからそう感じるのだと考えられます。

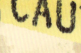

空はなぜ青い？

光の波長より細かいものに光が当たると、波長が短い青い光だけが広がります。空気の分子は光の波長よりも細かいため、人の目には青い光が多く届き、空が青色に見えます。

ホッキョクグマの毛は白じゃない？

シロクマの別名を持ちますが、毛は透明で白ではありません。実際は、内部が空洞になっている毛が密集して生えており、毛の表面や内部に当たった光があちこちに散乱するため白い毛のように見えるのです。人間の白髪も同じですよ。

ふくらむ色

うすい色はふくらんで見え、濃い色は縮んで見えるもの。例えば囲碁をする場合、この錯覚によって優劣をかんちがいしないよう（実際の状況にかかわらず、白が目立って見えるため勝っていて、黒は縮んで見えるため負けているように感じてしまう）、黒い碁石よりも白い碁石の方が小さく作られています。

おいしい色

温かみを感じる色（赤、オレンジなど）は食欲をアップさせる色。料理や食器にこの色が入っているとおいしそうに見えます。逆に、すずしさや冷たさを感じる色（青、紫、灰色など）は、食べものと結びつく印象がなく、食欲をなくす色といえます。

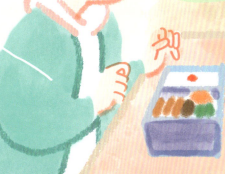
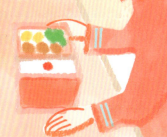

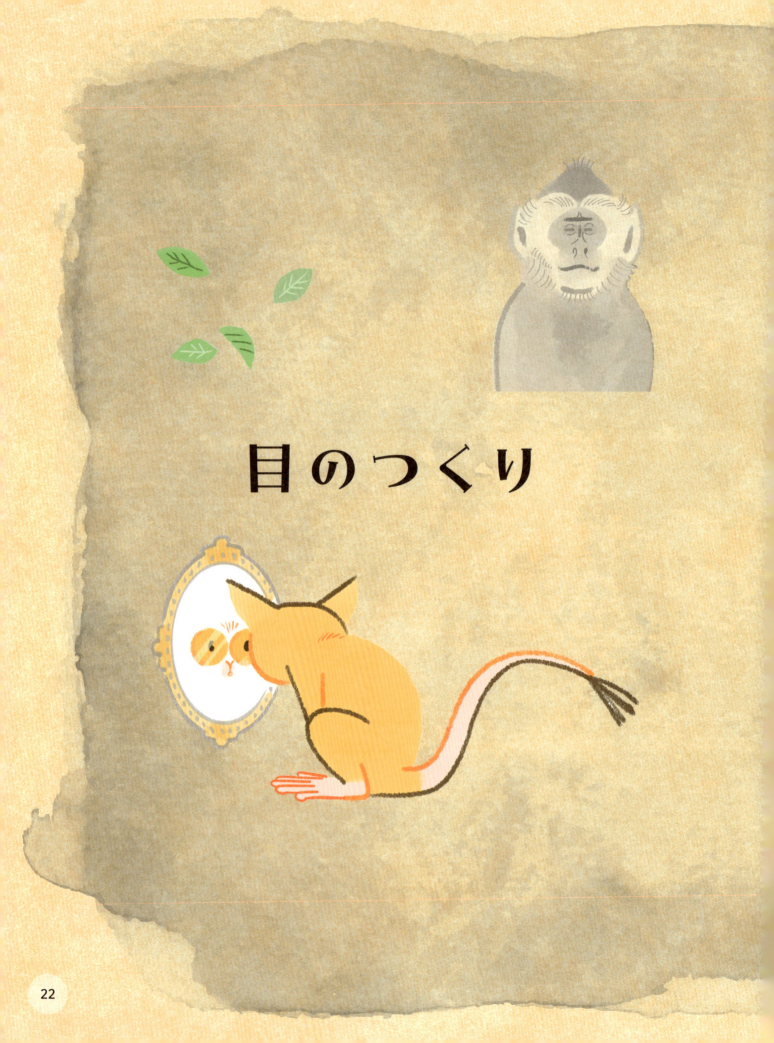

目のつくり

目のことをもっとよく知りたいなら、
まずは目のつくりに隠された
いろんな「ひみつ」を探るとよいでしょう。

実は、人間の目は、カメラのつくりにとってもよく似ているんです！
大きな違いは、「右目と左目」という2つのレンズがあること。
なぜ2つも必要なのかな？
そんな素朴な疑問のなかに、
人間の目のすぐれた部分が隠れているかもしれません。

目薬をさすと、なんで苦いと感じるのかな？
まばたきは何のためにするのかな？
涙が出るのはなぜだろう？
そんなふうに疑問を広げていくと、ますます楽しくなるはずです。

カメラにそっくり！

動物の目にはいくつかの種類がありますが、人の目は「カメラ眼」と呼ばれるタイプ（p39）。その名の通り、カメラととてもよく似たしくみを持っています。どちらも、レンズを調節することによってピントを合わせ、感知した光を電気信号に変換して記録しています。

どうやってものを見るの？

角膜から入った光は、虹彩によって目に入る量が調節されます。カメラでいうと「絞り」にあたります。さらに水晶体という「レンズ」がピントを合わせ、目の奥の網膜に像を結びます。このときの像は上下左右反対で、脳で正しい像として感知されます。

ピントを合わせる

水晶体の厚みを変えることでピントを合わせます。遠くを見るときは、毛様体の筋肉がゆるんで低くなり、ひもが引っ張られて水晶体がうすくなります。近くを見るときは、毛様体の筋肉が緊張して高くなってひもがゆるみ、水晶体は厚くなります。

▶ 遠くを見るとき　低くなる
▶ 近くを見るとき　高くなる

強膜
結膜部分。眼球全体を守り、目の中を暗く保つ。角膜とつながっている。

虹彩（カメラでいうと絞りだよ）
中央の穴（瞳孔）の大きさを変え、目に入る光の量を調節する。

角膜（カメラでいうとフィルターだよ）
目の表面にある、かたいレンズ。透明で、厚さ約0.6ミリメートル。

水晶体（カメラでいうとレンズだよ）
弾力を持ったレンズ。毛様体小帯に引っ張られて厚みが変わる。

毛様体小帯
毛様体と水晶体のふちをつないでいるたくさんの細いひも。

毛様体
水晶体を支えている筋肉でできた組織。水晶体の厚みを変える。

光の量を調節する

虹彩は、暗いところでは瞳孔を大きくして、明るいところでは小さくして目に入る光を調節します。また、瞳孔以外から光が入らないよう、メラニン色素を持つ細胞が裏側に存在します。メラニンの量が少ないほど青い色になり、まぶしく感じられます。

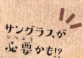
サングラスが必要かも!?

カメラでいうとフィルムだよ

暗いところでは瞳孔が大きくなって…

明るいところでは小さくなるよ

硝子体
たんぱく質でできた透明のゼリー状の組織。光を網膜まで透過させる。

網膜
複数の神経細胞がつながってできている。脈絡膜で反射した光を受け取って電気信号に変換する。

脈絡膜
血管がたくさん通っており、目全体に栄養分を供給する膜。

中心窩
水晶体のまっすぐ奥にある網膜のくぼみ。光を受け取る細胞が集まっている。

視神経
脳につながっており、網膜の映像を電気信号として脳に送る。

盲斑（盲点）
網膜全体の神経が集まり、視神経とつながっている。光を受け取る視細胞が存在しないため（p46）、見えない。

色を見わける

網膜には1億個以上の視細胞が並んでいます。視細胞には主に明暗を感知する「桿体細胞」と、主に色覚に関わる「錐体細胞」があります。錐体細胞には、それぞれ青、緑、赤の光に反応しやすい3種類の細胞があり、3種の反応の仕方によって色覚が生み出されます。

目と脳のつながり

目の網膜に映された像は、その時点では明るさや光の波長についての情報の集合体でしかありません。視神経を通して脳に送られ、はじめて形や色が判断されます。また、脳では左右の目からくる情報を合体させる仕事も行われます。両目と脳のおかげで、目に映るものを正確にとらえられるのです。

1 両目の網膜に映る

視野には片方の目だけで見えている部分が存在します。左目の網膜には視野の右端以外の部分が、右目の網膜には左端以外の部分が映ります。網膜に映った像は、上下左右が逆さまです。

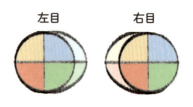

2 右と左の映像がクロス

網膜からの情報は視神経に入ります。視神経は脳の下を走って「視神経交叉」へ。ここでクロスして右目の情報は左脳へ、左目の情報は右脳へ送られますが、耳側の情報はクロスせずにそのまま送られます。

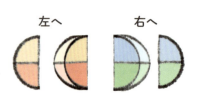

3 神経の中継ポイントに届く

脳に入り、「外側膝状体」と呼ばれる中継ポイントへ。左脳では視野の右側がひとまとめに、右脳では視野の左側がひとまとめになります。ここで別の神経の束に切り替わり、脳の後頭部にある視覚野に向かいます。

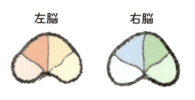

4 視覚野に届いた画像を合体

左脳と右脳の一次視覚野に情報が届きます。両目で見えている中心視野が拡大され、左右の画像を合体、反転させることで正確に認識されます。一次視覚野では、穴になるはずの盲点（p25）を埋める仕事も行われます。

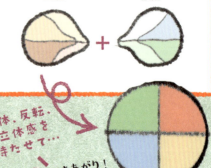

合体、反転、立体感を持たせて…できあがり！

盲点を体験してみよう

本を30センチメートルほど離し、左目を閉じ、右目だけで★を正面から見てみましょう。はじめは★とメガネザルが見えますが、顔を少しずつ近づけると、あるところでメガネザルが見えなくなります。メガネザルが右目の盲点に入るためです。

★

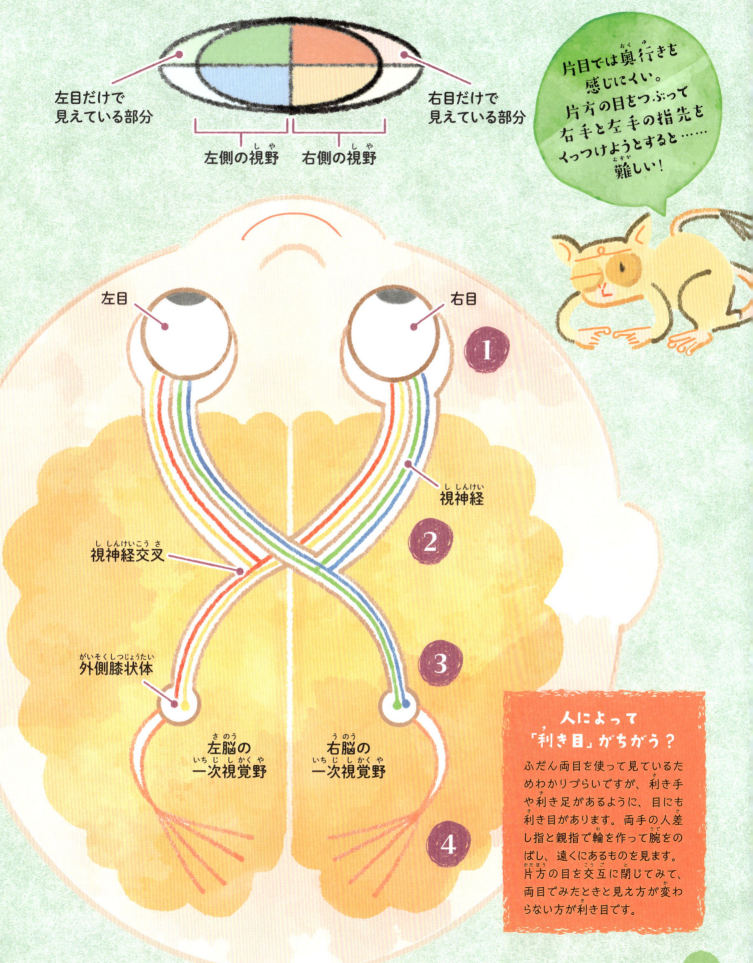

目薬をさすとなぜ苦い？

人の頭には、目をはじめ、鼻や口、耳など、生きていくために必要な情報をキャッチするための大切な感覚器官が集まっています。これらは近くにあることで、関わりあっています。目と、その近くにある感覚器官とのふしぎな関係を見てみましょう。

目はまわりの器官とつながっている

目頭には涙点という穴があり、涙小管、鼻涙管を経て鼻腔へとつながっています。鼻腔はのどの奥で口腔とつながっています。一方、耳も耳管で鼻腔の奥とつながっています。耳の奥にある三半規管は、平衡感覚を保ち、目に入る映像がぶれないよう目の位置や動きを調節しています。

大切な器官が集まっているのはどうして？

目をはじめ、鼻や耳、口などの感覚器官で得た情報は電気信号に変換され、脳で処理されます。生きるために重要な情報をすばやく処理するため、脳の近くに感覚器官が集まっているのです。

鼻腔

耳管

鼻涙管

口腔

目薬をさすと苦く感じる

目薬をさすと苦く感じるのは、目に入った薬の一部が、鼻涙管を通って鼻腔へ流れこみ、さらにのどへと流れていくため。目薬をさした後1分程度の間、目頭を指で押さえて鼻涙管の入り口をふさいでおくことで、鼻や口へ流れる量を減らすことができますよ。

よくかむと視力もアップする

かむこと（咀嚼）と目の関わりについて調べた実験によると、よくかむことで白目や目のまわりの血流がよくなり、瞳孔が小さくなることが確認されています。瞳孔が小さくなると副交感神経が優位になり、近くにピントを合わせやすくなるので、視力が高まったように感じるのだと考えられています。

瞳孔を反応させる筋肉や、ピント調節に関わる筋肉は、自律神経によって支配されています。瞳孔が小さくなるときや遠くから近くにピントを合わせるときに、副交感神経に支配される筋肉が働きます。

くしゃみで目が飛び出るって本当？

私たちがくしゃみをするときは、頬の筋肉が緊張して上に引っ張られるため、どうしても目を閉じてしまいます。「目と鼻はつながっているので、目を開けてくしゃみをすると鼻から空気が逃げずに圧力がかかって目玉が飛び出す」といううわさもありますが、医学的な根拠はありません。ご安心を！

耳ぬきをすると目から空気が出る？

飛行機などで耳が痛むときにする「耳ぬき」。鼻をつまんだ状態で鼻をかむように鼻に空気を送ることで、逃げ場のない空気を耳の方へ送りこみ、鼓膜の内側と外側の圧力を平衡に保ちます。このとき、耳へ送られるはずの空気が鼻涙管を通って目に送りこまれ、目頭からもれ出ることがあります。

まばたきは何のため？

ふだん無意識のうちに行っているまぶたの開閉運動、まばたき。なぜ行うのか知っていますか？　人は通常1分間に20回程度のまばたきをするといわれますが、動物によって回数はさまざま。ほとんどまばたきをしない動物もいるのです。

まばたきの大切な役割

主な役割は、目を保護すること。涙を出して表面をうるおし、ゴミや雑菌を洗い流します。そのほか、ストレスや緊張をほぐして集中力を高めたり、会話中に同じタイミングでまばたきをすることで話の間を合わせたりするといった意外な役割も担っているのです。

霊長類はまばたきが多い

霊長類では、群れの仲間の数が増えるとまばたきの回数も増えるという観察結果が報告されています。このことは、霊長類が生理現象としてだけではなく、コミュニケーション手段のひとつとしてまばたきをする可能性があることを示しています。

研究でもっともまばたきが少なかったのは、原始的なサルの仲間であるポットー。観察している1分間、一度もまばたきをしなかったそうです。

シロガオ・オマキザルに次いで2位だったのが、ニシローランド・ゴリラ。1分間あたり平均29.4回。

生後数ヵ月の赤ちゃんは視力が弱く、焦点を合わせるのに時間がかかるため、まばたきをあまりしません。

71種の霊長類のまばたき頻度を調べた研究では、シロガオ・オマキザルが最多。1分間あたり平均29.8回まばたきをしました。

まばたきをしない・変わったまばたきの動物たち

動物界にはほとんどまばたきをしないものや、人とは異なるまぶたを持つもの、変わったまばたきをするもの、そもそもまぶたがないものすらいます。

鳥類は半透明の瞬膜を使ってまばたきをします。多くの鳥の瞬膜は下から上に閉じられます。速く飛ぶときや水にもぐるときなどに瞬膜を閉じます。

ラクダは透明の瞬膜を持っています。瞬膜を閉じたままものを見ることができるため、砂あらしのなかでも目を開けて行動できます。

カエルの目は粘液でおおわれているので乾燥しにくく、ほとんどまばたきをしません。食べものを飲みこむときは食べものをおさえるため、まぶたを閉じて眼球を顔の内側へ引っこめます。

うさぎは1時間あたり10～12回程度と、あまりまばたきをしません。外敵にいち早く気づけるように進化したためと考えられます。瞬膜と分泌腺からの脂質で目を乾燥から守っています。

魚類の多くはまぶたを持たず、まばたきをしません。しかしフグは、何かにぶつかったときや目に病気があるときなどに目を閉じることがあります。眼球を奥に引っこめ、目のまわりの表皮をよせ集めるように閉じます。

31

涙が出るのはなぜ？

目を守るための生理的な涙はどんな動物でも流すもの。ですが、悲しいときやうれしいときなど感情がきわまったときに大いに涙を流すのは、人間だけといわれています。涙はなぜ流れ、どんな役割があるのでしょうか？

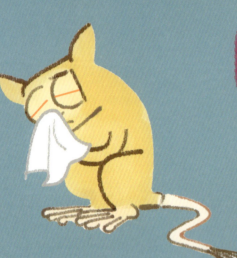

人は常に泣き続けている

人の目ではまばたきが刺激となって、常に一定量の涙が流れ続けています。涙は上まぶたの裏にある涙腺から分泌され、目の表面をぬらして目頭にある涙点から涙小管へ入り、涙嚢、鼻涙管を通って、鼻腔に流れます。この涙の分泌によって、目の清潔とうるおいが保たれているのです。

涙の大切な役割

- 目の表面をおおって乾燥から守る
- 目の表面を洗い流す
- 目の表面の組織に酸素や栄養を運ぶ
- 菌やゴミなどの刺激から目を守る

動物も悲しいときは涙を流す？

砂浜で出産するウミガメは、涙を流しているように見えます。実際は、目の後ろにある塩類腺から体内の余分な塩分を排出しているもので、苦しみや悲しみゆえに泣いているわけではないのでご心配なく。

ワニや海鳥は、塩類腺に似た分泌腺を持っています。涙ではなく、ワニはよだれとして、海鳥は鼻水として塩分を排出します。

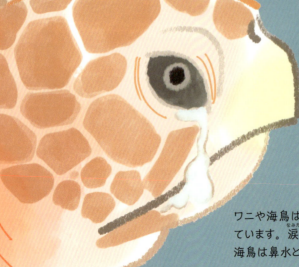

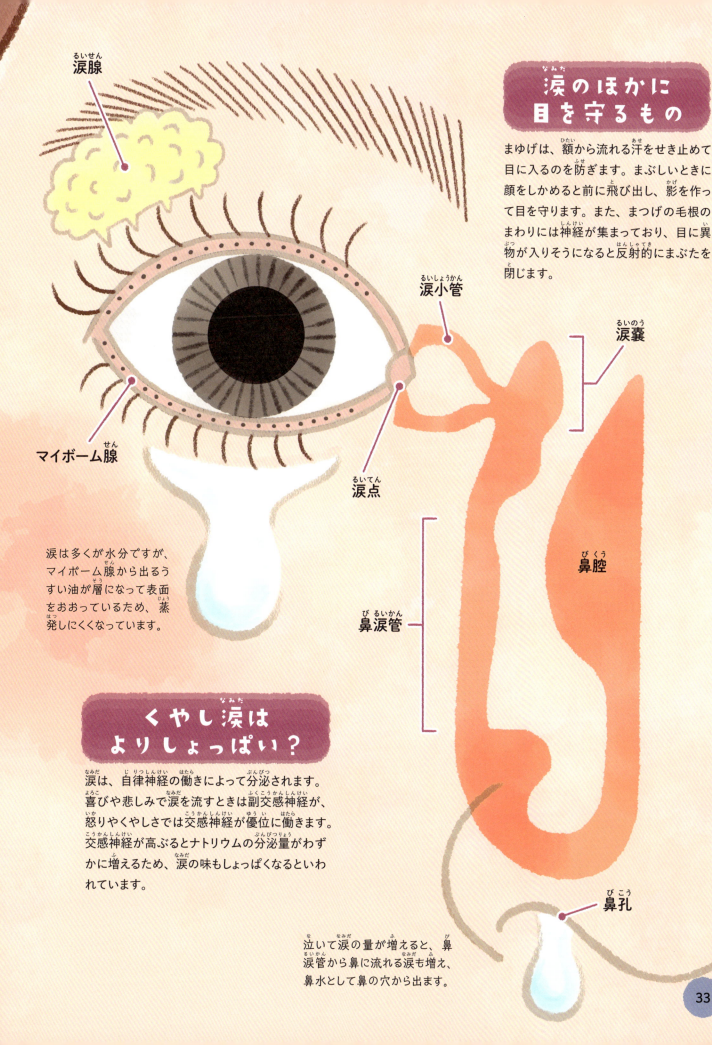

涙腺

涙小管

涙嚢

マイボーム腺

涙点

鼻腔

鼻涙管

鼻孔

涙のほかに目を守るもの

まゆげは、額から流れる汗をせき止めて目に入るのを防ぎます。まぶしいときに顔をしかめると前に飛び出し、影を作って目を守ります。また、まつげの毛根のまわりには神経が集まっており、目に異物が入りそうになると反射的にまぶたを閉じます。

涙は多くが水分ですが、マイボーム腺から出るうすい油が層になって表面をおおっているため、蒸発しにくくなっています。

くやし涙はよりしょっぱい？

涙は、自律神経の働きによって分泌されます。喜びや悲しみで涙を流すときは副交感神経が、怒りやくやしさでは交感神経が優位に働きます。交感神経が高ぶるとナトリウムの分泌量がわずかに増えるため、涙の味もしょっぱくなるといわれています。

泣いて涙の量が増えると、鼻涙管から鼻に流れる涙も増え、鼻水として鼻の穴から出ます。

33

いろんな見え方

水晶体で屈折させた光が網膜上でうまく焦点を結べない場合、ものが見えにくくなり、めがねやコンタクトレンズによる矯正が必要になります。また、ものがゆがんで見えたり、視野が欠けたりといった異常がある場合、病院での治療が必要になることも。セルフチェックで早めに気づくことが大切です。

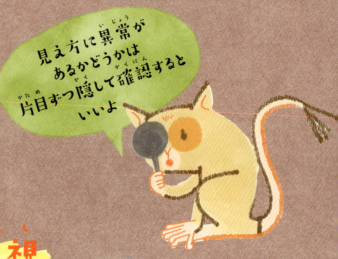

見え方に異常があるかどうかは片目ずつ隠して確認するといいよ

正視

遠くからの光が、網膜上でぴったり焦点を結ぶことができる状態です。近くを見るときは、水晶体を厚くすることによってピントを網膜上に合わせます。遠くも近くもはっきりと見えます。

近視

角膜や水晶体の屈折力が強すぎるなどの理由で、遠くからの光が網膜より手前で焦点を結びます。遠くはぼやけ、近づくと焦点を合わせることができます。近視の進行は20代くらいまでといわれます。

遠視

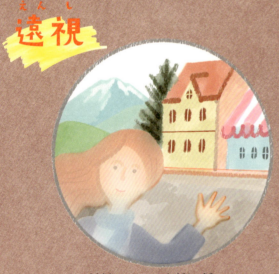

遠くからの光が網膜より後ろで焦点を結びます。軽い遠視では、水晶体を厚くして焦点を網膜に合わせることで遠くが見えます。常に水晶体を厚くしなければならないため、目が疲れやすくなります。

乱視

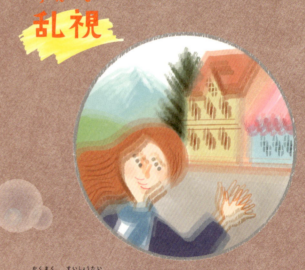

角膜と水晶体のゆがみにより、外から入ってくる光の方向によって焦点を結ぶ位置にずれが生じます。ものが二重に見えたり、ぼやけたりします。近視や遠視がある人も乱視になります。

ゆがむ？ 暗い？ 注意したい異常な見え方

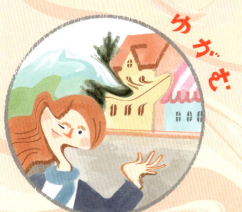
ゆがむ

視野の一部が欠けることを「視野欠損」といいます。少しずつ進行する場合は自覚しづらいですが、失明につながる可能性もあり、場合によっては緊急の治療が必要になることもあります。

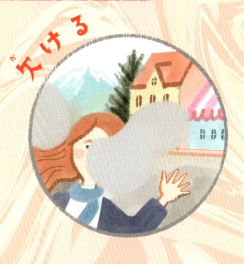
欠ける

網膜に異常がある可能性があります。何らかの原因で網膜の中心にあたる黄斑に障害が起きたり、網膜がはがれたりすると起こります。ストレスが原因でゆがむこともあります。

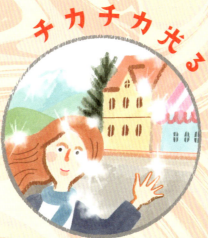
チカチカ光る

何らかの原因で網膜に異常が起きて暗くなっている可能性があります。視野欠損やゆがみをともなうことも多く、視力の低下や失明につながる重大な病気が隠されているケースもあります。

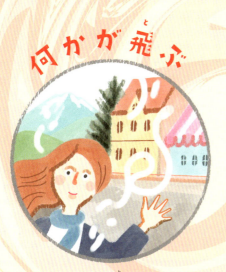
何かが飛ぶ

一瞬、あるいは数秒間チカチカとした光が見える症状は「光視症」と呼ばれ、目の中の硝子体が網膜を刺激することが原因とされます。視野欠損などをともなう場合は治療が必要になります。

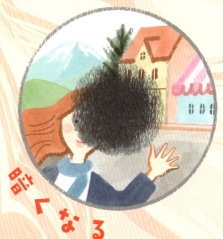
暗くなる

糸くずや虫が飛んでいるように見える症状は「飛蚊症」と呼ばれます。硝子体の濁りが網膜に映りこむことで起こります。症状がひどくなったり、視野欠損があったりする場合は病気の可能性もあります。

視野の異常を調べるには？

見え方に異常があるかどうか調べる方法のひとつとして、「アムスラーチャート」によるチェックがあります。右の表と目の距離が30センチメートルくらいになるまで近づきます。片方の目を隠し、もう片方の目で中心の点を見つめ、格子の見え方に異常がないかをチェック。反対側も同様に行います。

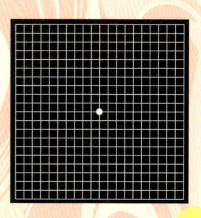

35

動物たちの
見ている世界

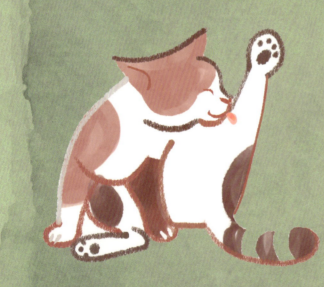
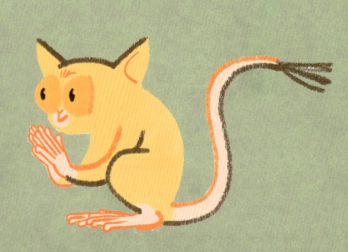

動物たちの目には、どんなひみつがあるのでしょう？
鳥やネコ、魚、昆虫が、
人間と同じように世界を見ていると思ったら大間違いです！

動物は、それぞれ環境のなかで、生き残るように進化してきました。
広い視野を持つことで、敵から身を守ってきた動物。
水中と水上を同時に見ることができる目を持つものもいます。
夜に狩りをする夜行性の動物は、暗闇でもものを見わける目を持っています。
目が8つあるクモや紫外線を見わける鳥や昆虫もいます。
なかには、視力に頼ることなく暮らしていくなかで、
目が必要なくなってしまった動物もいます。

太古の昔、何十億年も前に「目」は生まれました。長い年月をかけ、
体とともに目もまた進化をとげ、
環境に応じた機能を獲得していったのです。

目はどうやって生まれた？

目の歴史は、光を感じることから始まりました。ただ光を感じるだけの器官から、ものの形までわかる高度な目へと進化するまで、たった50万年ほど。この劇的な目の進化は、生物の種類や数が急激に増えた「カンブリア大爆発」の引き金になったとも考えられています。

カンブリア紀最大の生物といわれるアノマロカリスは、片目あたり1万6000個以上の個眼で構成される複眼を持っていたことが化石からわかっています。

約40億年前

はじめての生命が誕生

地表にできた海で、一つの細胞からなる「単細胞生物」が誕生。この頃の地球はまだ生物が生きられるような環境ではなく、単細胞生物は海の中で長い年月をかけて進化していきます。

約10億年前

植物や動物の祖先が登場

単細胞生物が、植物や動物の祖先にあたる「多細胞生物」へと進化します。この進化の過程で、光を感じる「眼点」を持つ生物があらわれました。眼点は明るさのみを感じる器官で、ミドリムシなどの単細胞生物にも見られます。

光の強弱がわかるように

眼点よりさらに精度が高く、光の強弱をより正確にキャッチする「視細胞」を持つ生物が登場します。例えばミミズは、小さな視細胞が皮膚の表面に並び光の強弱をとらえています。

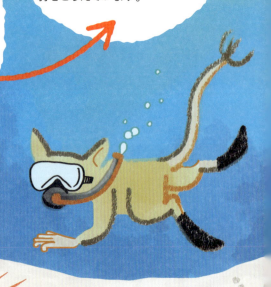

カンブリア紀 約5億4千万〜4億8千万年前

光の方向を感じられるよう進化

やがて、視細胞の間に仕切りができたり、視細胞がある皮膚の表面がくぼんだりすることで、特定の方向からの光だけをとらえられるように。明暗だけでなく光の方向を感知することで、ものの形がわかるようになりました。

くぼんだ

杯状眼

少しくぼんだ皮膚の表面に、いくつかの視細胞が並んだ状態。視細胞に当たる光の位置が少しずつ異なることで光の方向をぼんやりととらえられます。プラナリアの目がこれにあたります。

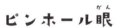

仕切りができた

複眼

膨大な数の「個眼」が集まってひとつの目を形成しています。解像度は低いものの、球面状に張り出しているので視野がとても広いのが特徴です。昆虫や甲殻類の目がこれにあたります。

ピンホール眼

くぼみがより深くなり、視細胞の数も増えた状態。光の入り口が小さくなり、よりはっきりした像をとらえられるようになりました。オウムガイの目がこれにあたります。

カメラ眼

ピンホール眼の入り口を2枚のレンズ（角膜と水晶体）でおおった状態。入ってくる光を屈折させることでより正確にピントを合わせ、うす暗いところでも見えるようになりました。

最古の「目」を持つ生き物は三葉虫

光だけでなくものの形を見わけられるようになった「目」を持つ最古の動物とされているのが、カンブリア紀の海に生息した節足動物「三葉虫」。現在の昆虫とほぼ同じ複眼構造の目を持っていました。

39

あんな目、こんな目、いろんな目

動物界には実にさまざまな目があります。私たち人間の目とは、大違い。見え方や機能はもちろん、色や形などの見た目もバリエーションに富んでいます。海から空まで、動物たちの一風変わった目の一部をご紹介しましょう。

左右で目の色が違う

メガネザルの目は大きすぎてほとんど動かせない。眼球ひとつの重さは脳の重さとほぼ同じさ

左右で別々に動く

ペルシャ
左右の目で虹彩の色が異なる状態。「オッドアイ」と呼ばれます。ペルシャなどの白いネコで特に多く見られます。

エボシカメレオン
両目で別々の方向を同時に見ることができます。獲物を見つけると両目で見すえ、自分の舌の長さと同じ距離に正確にピントを合わせます。

マガキガイ
マキガイの仲間には殻から目を出すためのへこみがあり、そこから目をのばして外を見ます。ただし視力は弱く、明暗を感じる程度といわれています。

目がいっぱい!?

ホタテガイ
ひもの部分にあるたくさんの目は、人とは異なる構造のカメラ眼。視力は弱いものの、うす暗くても見ることができ、動くものを敏感に察知します。

ニョキッと突き出た目

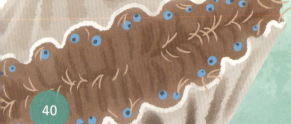

ヒメアカネ

トンボは約2万個の個眼からなる複眼の持ち主。まわりはぼんやりとしか見えませんが、丸く突き出ているので視野が広く、自分の後ろも見わたせます。

小さな目の集まり！

トナカイ

ふだんは金色、冬は青

トナカイが生息する北の地域では、冬の間太陽が昇らない期間があります。うす闇のなかで光を最大限に吸収できるよう、目のタペータム（p46）の色が変化したと考えられます。

トッケイヤモリ

縦に細長く、ギザギザした瞳。夜行性のヤモリは暗いところで働く桿体細胞を3種類持ち、色を見わけることができます。

ギザギザ

いろんな形の瞳

三日月型

縦長

アカメアマガエル

真っ赤な虹彩に細長い瞳。敵におそわれるとこの強烈なほどに赤い目を見開いて相手を驚かせ、そのすきに逃げます。

イルカ

U字型の瞳は、上からの光を調節するひさしのような役割を担っていると考えられています。

モンハナシャコ

人には見えないものが見える

突き出た複眼を回転させて、ほぼ360度見わたせます。人には3種類しかない色に反応する錐体細胞を12種類持ち、赤外線や紫外線もとらえられます。

41

鳥が見ている世界

鳥の目は、脊椎動物のなかでもっとも高度に進化しているといわれています。空を飛んだり、小さな食べものを探したり、いち早く外敵を見つけたりするためには、目がよいことがとても大切。人より広く遠くまで見わたすことができ、人には見えない光を見わけます。

鮮やかに色を見わけている

多くの鳥は、網膜に色の違いを強く感知する細胞があるため、明るいところで色を見わける能力が発達しています。そのため、自分たちの色をよく認識して似た種を見わけたり、求愛のときに自分を相手により魅力的に見せたりするなど、カラフルな体の特徴を生かした生態になりました。

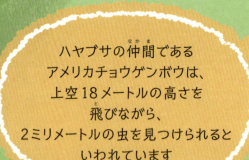

ハヤブサの仲間であるアメリカチョウゲンボウは、上空18メートルの高さを飛びながら、2ミリメートルの虫を見つけられるといわれています

上空から獲物を見つける遠視の持ち主

飛びながら地上の獲物をねらうワシやタカの視力はすぐれており、両目の視力は人間の6〜8倍もあります。また、ダチョウ（写真）の眼球は脳よりも大きく、重さは約60グラム前後。視力は3.5キロメートル先のものまで見えるといわれています。

暗くてもある程度は見える

鳥は「鳥目」だから夜は見えないと思われがちですが、これは誤り。ニワトリが暗くなると寝床に入ることからの誤解です。夜行性の鳥はタペータム（p46）を持つため夜でも見えますし、昼行性の鳥も、多くが夜に季節の移動をします。これは暗がりのなかである程度見えているためと考えられます。

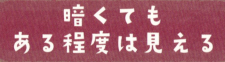

42

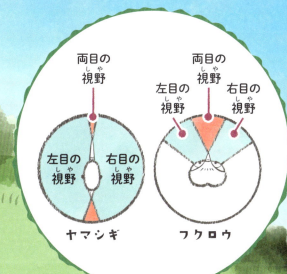

両目の視野は最大３５９度！

視野の広さは、目のつき方によって異なります。獲物を狩る猛禽類は目が顔の正面についているため、人間と同程度。ハトやインコのように顔の両側にある種は視野も広くなります。少し後方についているヤマシギにいたっては、ほぼ360度見わたせます。

目を動かさずに首を動かす

眼球を動かせない代わりに、首を動かして目の機能を補います。フクロウは視界を広げるために首を270度回すことができます。また、インコは、片目だけで立体視ができないため、首を大きくかしげて対象からの位置や角度を変えることで距離をつかみます。

前後左右を遠くまでよく見わたすことができる視力は、獲物を見つけることだけでなく外敵から身を守るためにも必要です

紫外線も見えている

ほとんどの鳥類は、人間の目に見える光よりも波長が短い紫外線を見ることができます。紫外線を感知することで、オスとメスを見わけたり、木の実が食べ頃かどうかを判断したりすることができます。

魚が見ている世界

魚の目は、人間と同じようなカメラ眼。球形に近い水晶体によって光を大きく屈折させることで、光がほとんど屈折しない水中でもはっきりとものを見ることができます。近視ですが、そもそも水中では光が届きづらいため、高い視力である必要がないのです。

真上も見わたせる。水上にいる釣り人もまる見え!?

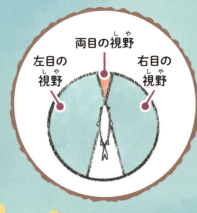

片目だけで180度見わたせる

頭の横に目がついている魚の視野は広く、片目で約180度。体の真後ろ以外はほぼ死角がなく、前方約30度は両目で見ることができます。ただし、ヒラメやカレイのような水底を泳ぐ魚は、両目とも上方についているため腹側はほとんど見ることができません。

紫外線も見ることができる

多くの魚の目には色を見わける視細胞があり、発達した色覚を持っています。また、太陽からの紫外線が豊富に届く浅瀬に棲む魚のなかには、紫外線をとらえる細胞を持つ種類もいます。一方、サメは色を見わける細胞をほとんど持たず、明暗の感度が発達していることがわかっています。

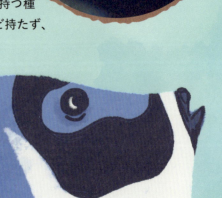

水の中が反射する領域の近くはぼやけて見える

光が水面に反射する領域では鏡のように水の底が映って見える

水陸両用のふしぎな目も!?

アマゾン川に生息するヨツメウオは、目の上半分で水上を、下半分で水中を見ながら泳ぎます。目はふたつの瞳孔に分かれ、それらから入ってきた光はそれぞれの網膜に像を結びます。ふたつの情報を脳で合体させてひとつの像としてとらえていると考えられます。

水上を見る
水中を見る

目の前を通る獲物を待ちぶせするマハタは、正面を見るときの視力がもっともよい

深いところを泳ぎながら獲物を探すクロマグロは、前方上方向を見るときの視力がもっともよい

近視でも獲物を見るのは得意?

球形に近い水晶体は、厚みを自由に変えられません。そこで水晶体を動かして網膜から近づけたり離したりすることでピントを合わせます。視力は0.1〜0.4程度。網膜の中には細胞が多いところと少ないところがありますが、魚によってその位置は異なり、獲物の方向を見るときに視力がもっともよくなっています。

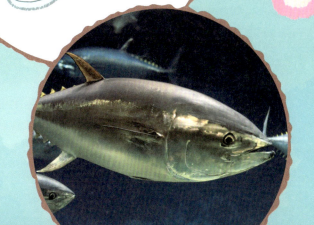

ネコの目のふしぎ

暗闇であやしく光るネコの目。どきっとしますが、実は多くの動物たちが同じ特徴を持っています。ネコやイヌ、家畜など、身近な動物たちの目は、人とよく似たところもあれば、意外な違いもたくさん。ほ乳類の目の特徴を見てみましょう。

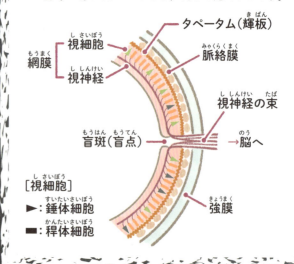

暗闇で光る神秘の目

網膜には、視細胞が目から入る光とは逆向きに並び、脈絡膜で反射した光を受け取ります。ネコの目には、網膜の後ろにタペータム（輝板）という反射板があり、暗闇の中で少ない光を反射して視野を明るくしているため、光って見えるのです。

- タペータム（輝板）
- 網膜
  - 視細胞
  - 視神経
- 脈絡膜
- 視神経の束
- 盲斑（盲点）
- →脳へ
- 強膜

[視細胞]
▶：錘体細胞
■：桿体細胞

僕はタペータムを持たない。でも目の大きさでカバーするから暗闇でもある程度見えるよ

シカやタヌキ、ネズミなど、夜行性の多くのほ乳類がタペータムを持っています。

46

ほ乳類の目は見た目も機能もさまざま

ほ乳類の目は、主に活動する時間帯や、食性、生息している環境によって、見た目も機能もさまざまです。視野、瞳孔の形、色の見わけ方の例を紹介します。

見える範囲いろいろ

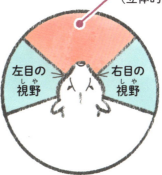

両目の視野（立体的に見える）

肉食動物や霊長類は、目が頭の正面についています。立体的に見ることができる両眼視野が広く、獲物との距離を正確にとらえたり、木から木へ飛び移るときに距離をはかったりするのに役立ちます。

草食動物は、目が頭の側面についています。両目を合わせて約340度もの広い範囲を見わたすことができます。立体的に見ることができる両眼視野はせまいのですが、いち早く外敵を見つけられます。

黒目の形いろいろ

人やサル、イヌなど。暗いところでは大きな丸に、明るいところでは小さな丸になります。丸い瞳孔を持つ動物は、明るいところで色を見わける細胞を持つ昼行性が多いといわれます。

まん丸

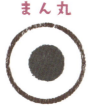

縦長

ネコやキツネなど。スリット状の瞳孔で、明るいときと暗いときで、大きさをすばやく変えることができます。草むらなど、縦長の障害物が多いところでも有利とされています。

ウマやヒツジ、ヤギなど。パノラマのような広い世界を見ることができます。昼行性で、草原に棲む草食動物に多く見られるほか、カバやクジラもこの形の瞳孔を持っています。

横長

色の見え方いろいろ

人やサルなどの霊長類が3種類の色を見わける細胞を持つのに対し、イヌやネコなどの多くのほ乳類は、赤型と青型の2種類しか持たず、人のように細かく色を見わけられません。例えばイヌの場合、赤や緑の見わけができず、くすんだ黄色や灰色に見えていると考えられます。

人の場合　　**イヌの場合**

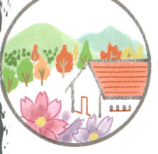 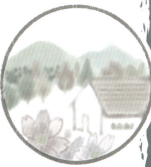

昆虫が見ている世界

昆虫は、背骨のある脊椎動物の目とはまったく違うしくみでものを見ています。多くの昆虫は、たくさんの小さな目の集まりである「複眼」によってものの形をとらえ、明暗の変化をとらえる「単眼」によって、視覚情報を補います。

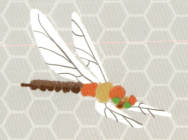

小さな目の集まりでできている

昆虫の目は、細かく分割された多数の面でおおわれた「複眼」です。複眼は小さな「個眼」の集まりでできています。個眼にはそれぞれレンズと視細胞があり、神経を通して視覚情報を脳に伝えます。個眼の数は昆虫によって異なり、多いものはトンボで3万個近く。数が多いほど見える像は正確になります。

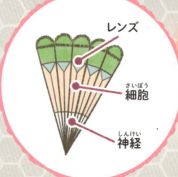

視力は人の100分の1以下。ぼんやりとぼやけて見えます。人のカメラ眼とは違い、立体的に見ることもできません

紫外線をはっきり見わける

ミツバチや一部のチョウ、シオカラトンボなどは、紫外線をとらえることができます。視力が弱く周囲はぼんやりとしか見えていませんが、紫外線を利用することで、オスとメスを見わけたり、効率よく花の蜜を見つけたりすることができると考えられています。

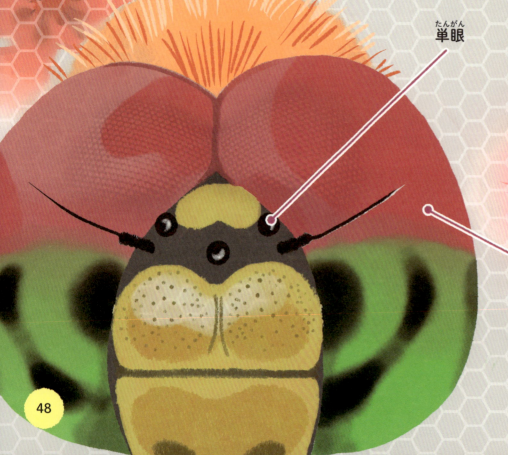

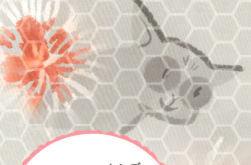

3つの目を使って水平に飛べる

単眼は、頭に三角形を描くように並んでいます。この3つの単眼から得た明暗の組み合わせによって、空（明るい）を上、地面（暗い）を下にして飛んでいるかどうかをチェックし、水平に飛ぶことができます。

> すぐれた動体視力の持ち主。すばやく動く虫とりあみもスローモーションのように見えていると考えられます

8つの目を持つものもいる

クモは単眼しか持たず、頭胸部に8個の単眼がついています。例えばハエトリグモの単眼は3列に並んでおり、すべての単眼を使うとほぼ360度を見わたすことができます。前方についている大きな単眼は、人間の目でいうと中心視野（p17）にあたり、色や形も見わけていると考えられています。

> 花の蜜があるところは紫外線を吸収するため、昆虫にとってはその部分だけが濃く見えます

複眼

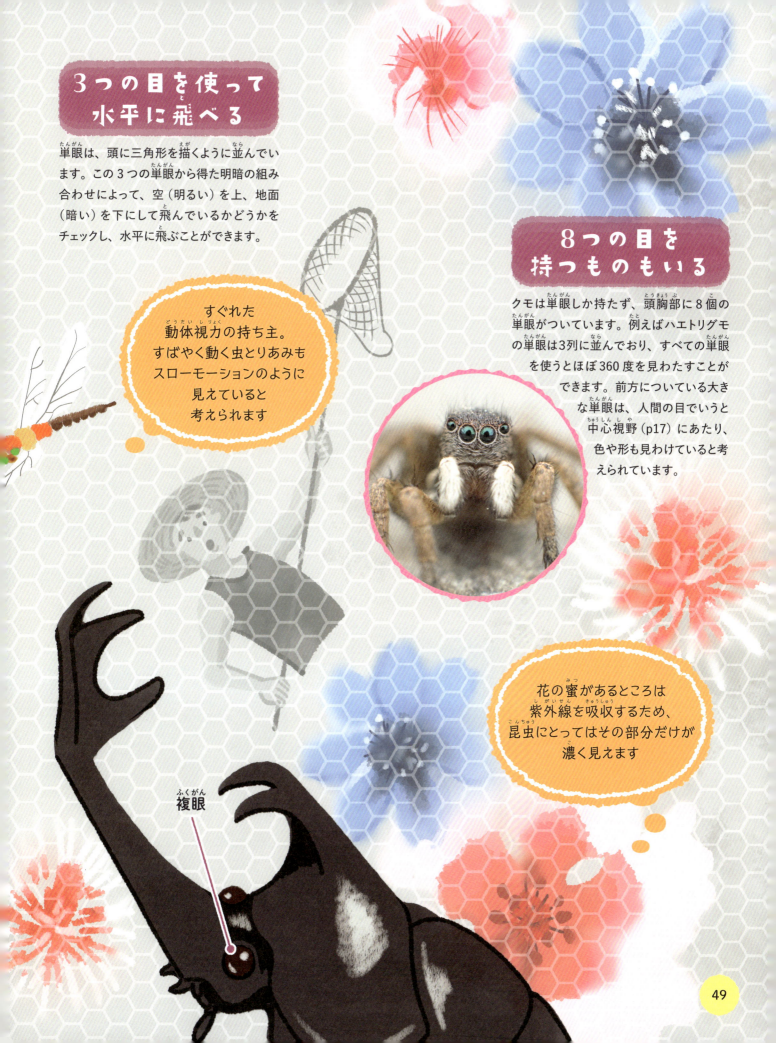

49

目を使わなくなった生き物たち

生物が生きていくためには視覚がとても重要ですが、動物界には生きていくうえでものを見る必要がなかったために、目を持たず進化していった生物も。また、高度な目を持ち続けることは体に負荷がかかるため、成長の過程で使わない目を手放す生物もいるんです！

カブトムシの幼虫
明るさがわかる程度

カブトムシの成虫は一対の複眼を持ちますが、幼虫の目はほとんど見えず、わずかに明るさを感じる程度です。代わりに、体の表面にびっしりと生えた細かい毛で周囲の変化を感知しています。

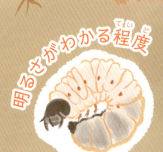

ミミズ
体の表面で光を感じる

ミミズの体には約100個程度の輪のような節（環節）があります。ものの形を見わける目はなく、光のみを感知する細胞がすべての環節に散らばって存在しています。光を感じると、光とは逆の方向へ移動します。

モグラ
嗅覚と聴覚が頼り

小さく退化した目は、ほとんど見えないほどの近視で、色を見わけることもできません。ただし、光を感じとることはできると考えられています。代わりにすぐれた嗅覚と聴覚によって獲物を探します。

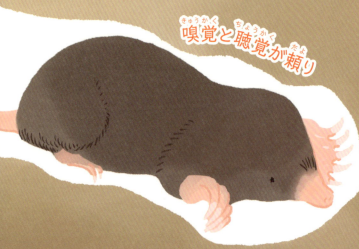

ハダカデバネズミ

地下生のほ乳類ではめずらしく群れで生きる動物。一生のほとんどを地中で過ごすため、目は退化し、光を感じる程度にしか機能していません。体温調節のための体毛も失い、感覚毛だけが残っています。

暗い地中をすみかとする生き物

光が届かない暗い土の中では、目を使って活動する必要がありません。食べものを探したり危険を察知したりするためには、ほかの感覚器官を使っています。

感覚毛で進行方向を確認！

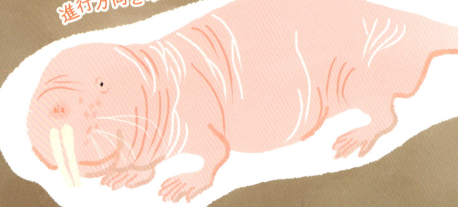

移動しない生き物や深海にいる生き物

水中で獲物を求めて移動することがない生物たちは、目も必要ありません。太陽光が届かないほどの深い海には、ものの形を見わけるための目を持たない生き物がたくさんいます。

フジツボ

卵からかえったばかりの頃は1個の単眼を持ち、海の中を動き回ります。脱皮をくり返して形態が変わると、さらに一対の複眼ができ、固着する場所を探します。吸着力が強く、一度くっつくと移動できなくなるためまわりを見る必要がなくなり、目を失います。

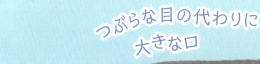

ガンガゼ

全身が目でできている!?

まるで目のように見える鮮やかな突起物は、実は肛門。目のような器官は持たず、トゲにおおわれた体全体が、光の明暗を見わける目のような働きをします。体の上に影がかかると、身を守るためにトゲを振り動かします。

フクロウナギ

つぶらな目の代わりに大きな口

大きく開く口を持ち、喉袋をふくらませるとボールのように大きく丸くなるフクロウナギ。頭の先端に非常に小さな目を持ちますが、ほとんど見えず退化しています。

ヌタウナギ

皮の下にもぐりこんだ目

眼球には水晶体がなく、さらに表皮の下にもぐりこんでおり、外から見ることはできません。祖先は発達した目を持っていたことから、進化の過程で目が退化したと考えられています。

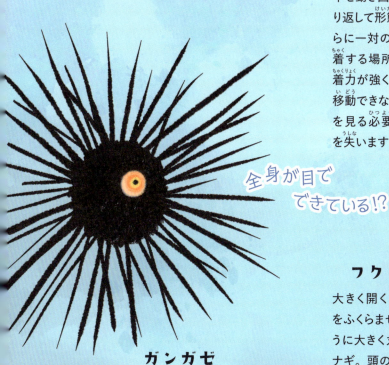
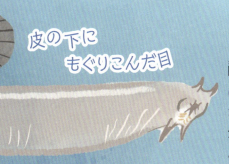

深海でも見える生き物たち

太陽光の届かない深海に暮らす生物のなかには、見る必要がないことで目を失ったものもいれば、暗い海の中でもしっかり見えるよう、独自の目が発達したものもいます。見た目はちょっとこわい深海生物たちの機能的な目の働きに注目してみましょう。

ギョロ目が特徴

深海でも見えている生物たちは、少しでも多くの光を取りこもうと、体のわりに大きな目を持つものが多いことが知られています。また、一般的な魚の1000倍以上の感度の目を持つ深海魚もいるといわれています。

目がかがやくから「キンメ」ダイ

キンメダイの名前の由来は、深海で目が光るから。キンメダイの網膜の外側にはネコと同じようなタペータム（p46）と呼ばれる反射板があり、深海の闇のなかでもものが見やすくなっています。

目も脳もスケスケ！デメニギス

水深400〜800メートルほどの深海に生息するデメニギスの頭部は、透明の膜でおおわれ、中は液体で満たされている。目は上方を向いているが、獲物に気づくと前方へ回転させる。

飛び出した目は真上に向けられ、獲物であるプランクトンやクラゲなどのわずかな影をとらえる。

ダイオウイカの目は世界一大きい

動物界でもっとも大きい目玉は、ダイオウイカの眼球。最大50センチメートルともいわれます。近くはほぼ見えない極度の遠視で、クジラなどの外敵をいち早く見つけるのに役立つと考えられています。

最大50cm!

キーワードは「赤色の光」

太陽光の届かない深海では赤い光が吸収され、赤いところは暗く、まわりに溶けこんで見えます。赤色を見わけることができない生物も多いため、赤色は身を守る保護色にもなります。

派手だからこそ目立たない？ミナミクルマダイ

目を引く真っ赤な魚体も、深海では保護色。ミナミクルマダイのほか、キンメダイやアカムツ、アコウダイ、ベニアコウなど、深海の高級魚として知られる魚たちはみな赤い色をしています。

赤い光でしのびよるドラゴンフィッシュ

目の下に赤い光を出す発光器があり、獲物を照らします。多くの深海生物は赤い光が見えませんが、ドラゴンフィッシュは赤い光を見ることができるため、気づかれることなく獲物を探せます。

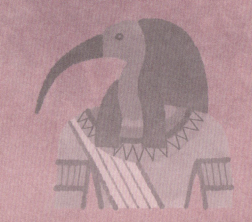

目の歴史と雑学

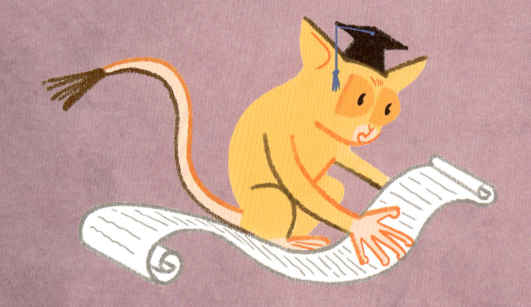

目って、体のパーツのなかでも特別だと思いませんか？
私たちは、生活のほとんどを視覚に頼って生きています。
目を使ったことわざや慣用句が多いのは、そのせいかもしれませんね。

ここでは、そんな目にまつわる歴史や雑学をまとめました。
すぐれためがねフレームの生産地として世界的に有名な街、福井・鯖江のことや、
エジプト神話から生まれた目のシンボルマークにまつわるお話、
自然界にたくさんある目玉模様の紹介など、おもしろい発見がたくさんあります。

目のひみつを探索するなかで、つくづく感じるのが
"目はとっても大切"ということ。
パソコンやスマホ、ゲームで目を使いすぎている人は、特に注意が必要です。
最後に、目の健康のためにできることをいくつか紹介しているので、
毎日の生活にぜひ取り入れてみてくださいね！

「目」漢字の成り立ち

「目」という漢字は、どのように生まれたのでしょうか。ものの形をかたどって表した文字を象形文字といいます。象形文字のひとつである漢字が生まれたのは、古代中国の黄河文明で、古代文字のなかで現在も変わらずに使われているのは、この漢字だけです。

> 目の形がだんだん変わっていくのがおもしろいね。こうして「目」の漢字になっていったんだね！

「目」ができるまで

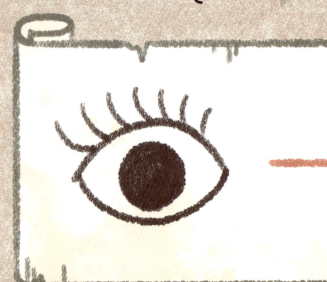

「口」ができるまで

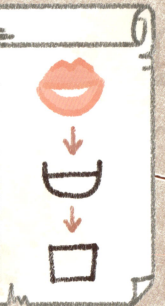

唇の形が省略されて、次第に「口」という文字になっていったと考えられています。

「眉」ができるまで

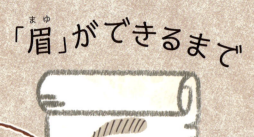

目の上にある眉毛がカギカッコのような形に変化して、「目」と組み合わさってできたと考えられています。

古代文明で生まれた文字

一番古い文字は、エジプトの象形文字「ヒエログリフ」で、今から約6000年前には確立されていたといわれています。そのほかにも、メソポタミア文明ではくさび形文字が、インダス文明ではインダス文字が、古代中国の黄河文明では漢字、チベット東部ではトンパ文字が生まれました。

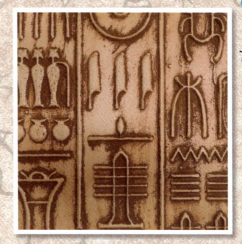

世界最古の文字！

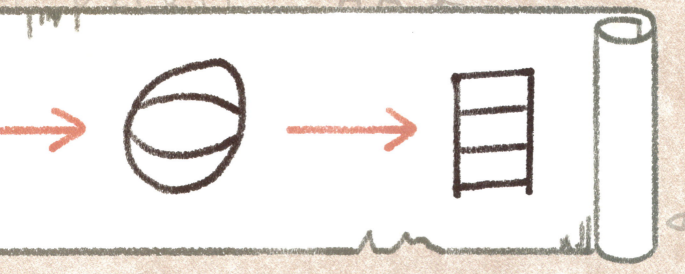

象形文字クイズ

ABCに入る漢字はなんでしょうか？

第1問	☁️🌧	𠂆𠂆𠂆	雨	A ?
第2問	🐟	魚	魚	B ?
第3問	🌼	花	華	C ?

答え A 雨 B 魚 C 花

57

「目」を使った日本のことば

目にはふしぎな力があります。目が勝手にしゃべり出すことはありませんが、目の動きや視線の強さで相手に気持ちを伝えたり、強い印象を残したりすることもできます。それだけに、「目」は、ことわざや慣用句でも数多く使われています。

鬼の目にも涙

いつもは厳しくて鬼のように怖い人も、ときには情け深く涙を流すことがあるということわざです。江戸時代、農民に年貢（今でいう税金）を納めさせる役職についていた冷酷な代官の話になぞらえてできたことわざといわれています。

なんて感動するドラマなんだ！

目の色が変わる

興味をひかれる、驚く、夢中になる、などで目つきが変わったことを表すことわざです。態度が変わり、本気になるという意味があります。あなたはどんなときに目の色が変わりますか？

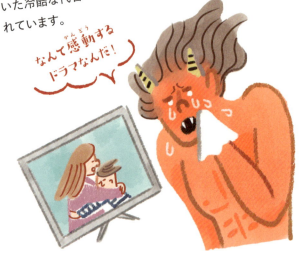

英語では「目のなかのとげ」と表されることもあるよ

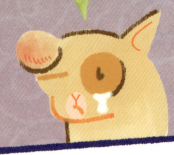

目を光らせる

油断することなく監視して見逃さない、という意味の慣用句です。また、不正や欠陥がないか注意して見張るときにも使われます。

目の上のこぶ

まぶたにこぶができたらうっとうしいですよね。自分にとって目ざわりで邪魔な存在を表すことわざです。自分よりも立場が上の相手に用いられることが多いです。

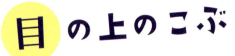

58

目が点になる

びっくりしたときに瞳孔が小さくなることから、驚いた表情や、びっくりしてあきれた様子を表す慣用句です。

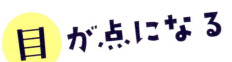

目からウロコが落ちる

新約聖書のなかの一節が語源となって生まれたことわざです。今まで見えなかったものや迷っていたことが、なにかのきっかけでまるで目からウロコがポロッと落ちたかのように、迷いが晴れて物事の本質が見えるようになったというときに使われます。

目は口ほどにものを言う
目は心の窓

口でしゃべる以上に、目を見ればその人の気持ちがわかるということわざです。いくらうそをついたり、ごまかしたりしても、頭の中で考えていることは、目を見ればわかってしまうという意味も含まれています。同様に「目は心の窓」も、目にはその人の心や本性があらわれるということわざです。

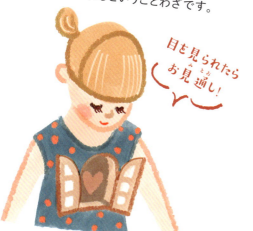

目を見られたらお見通し！

目に入れても痛くない

目の中に入れても痛みを感じないほど、かわいくてたまらないということわざです。自分の子や孫などを溺愛するさまを表します。

目を皿のようにする

目を皿のように丸く見開いてよく見ること。驚いて興味を持ったとき、あるいは物を探すときなどに用いられる慣用句です。

エジプト神話とホルスの目

エジプト神話には、多くの神々が登場します。その中でもホルスは、もっとも古く英雄的な神として知られています。"ホルスの目"は、別名"ウジャトの目"といわれ、古代エジプトのシンボルマークになっています。

ホルス
ハヤブサの頭を持つ天空神

神オシリスと女神イシスの息子（父は太陽神ラーであるという説も）として生まれます。ハヤブサの頭を持ち、また両目に太陽と月を持つ天空の神として崇められていました。ハヤブサは神性と王権の象徴を表しています。エジプトの王（ファラオ）は、ホルスの化身として、同一視されていました。

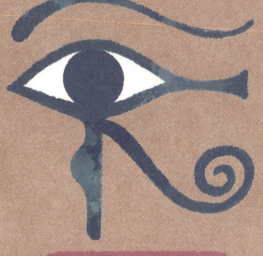

悪いものを追い払うホルスの目

右目はラーの力を受け継ぐ太陽を、左目は癒しとなる月を表しているといわれています。また、ホルスの目は邪悪を追い払い、再生と治癒を表すシンボルとして崇められています。

ホルスに捧げられたホルス神殿。中庭にたたずんでいるホルス像。

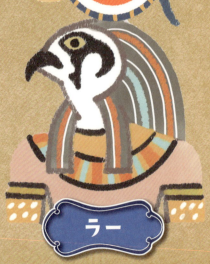

ラー
太陽の化身とされる偉大な神

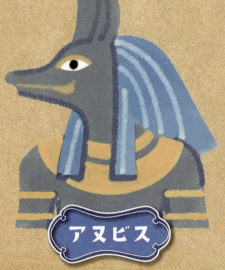

アヌビス
死者を守る冥界の神

トルコでは目玉のお守りに

トルコのおみやげとして有名なのが「ナザール（災いの目）・ボンジュウ（ビーズ）」。ガラス製で、目玉の形をした魔除けのお守りです。このお守りのモチーフとなったのが、一説には「ホルスの目」といわれています。

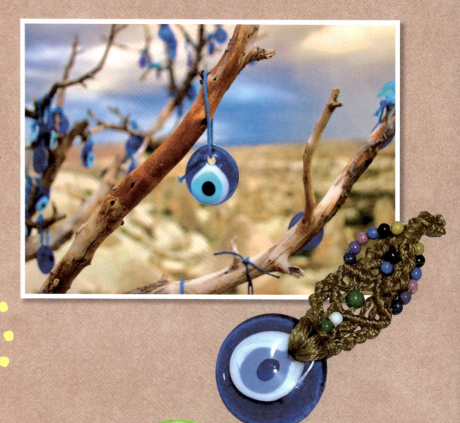

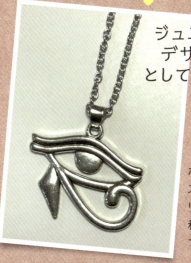

ジュエリーデザインとしても人気

ホルスの目は、ネックレスやリングなどのジュエリーに用いられ、その神秘的なデザインは現代でも人気です。

> 頭が動物で描かれているのは、古代エジプトでは動物が神そのものとされていたからなんだ

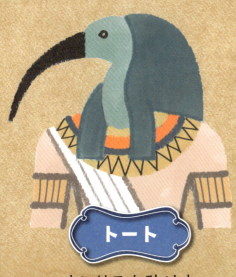

トート
オシリスを助けた知恵の神

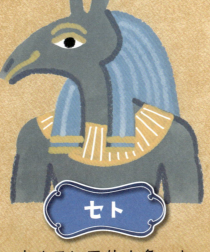

セト
ホルスと王位を争った戦争の神

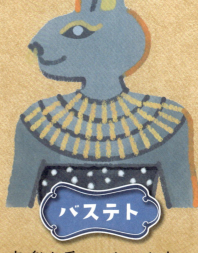

バステト
音楽を愛し、人々を守る守護神

61

自然界にある目玉模様

ギョロリとした目玉ににらまれると、ゾクッとしませんか？ 自然界で生きる動物たちのなかには、敵から身を守って生きのびるために、そんな"目玉の力"を上手に利用している動物がたくさんます。

金環のついた目玉

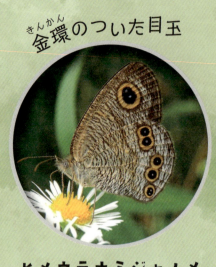

ヒメウラナミジャノメ

はねの地の色は茶色で、ヘビの目玉のような紋が特徴的なチョウ。表面の前のはねに一対、後ろのはねに二対の目玉模様があり、後ろのはねの裏側にも5つから8つほど目玉模様がついています。

陸で見かける目玉模様

横並びの眼点

イモムシ（セスジスズメの幼虫）

幼虫の体長は80〜85ミリメートルほどで、サツマイモやヤブガラシなどを食べて成長します。黒色の体側に鮮やかなオレンジ色の目玉模様がついています。

ニワカナヘビ

カナヘビ科に分類されるトカゲの仲間です。背中にある縦縞に沿うように、目玉模様が並び、オスは繁殖期になると体色が緑色に変わります。

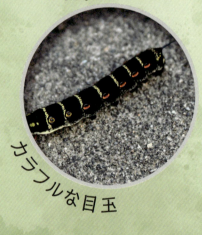

カラフルな目玉

リアルな目玉にギョッ！

タテハモドキ

東南アジアや九州など南方系に生息するチョウです。オレンジ色のはねを広げたまま休みます。美しくリアルな目玉模様がひときわ目を引きます。

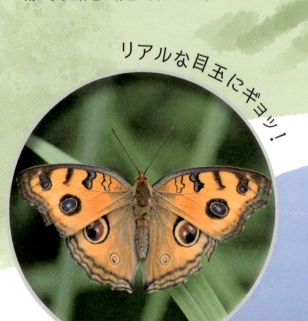

メスの目を引く たくさんの目玉

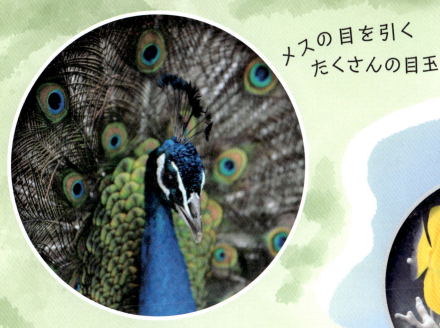

インドクジャク
インドクジャクのオスは、春になると目玉模様のついた鮮やかな飾りばねを扇のように広げて、メスにプロポーズをします。

顔の向きを逆さに見せる目玉

ウミヅキチョウチョウウオ
黄色い体の側面に大きな目玉模様があります。顔が反対側にあるように見せかけることで、敵から受ける致命傷を避けるねらいがあるといわれています。

海の中の目玉模様

上から見るとわかるうその目

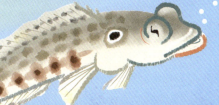

ヨツメトラギス
体長は15センチメートルほどで、砂泥底に棲む魚です。目の後方に目玉模様があるため「ヨツメ」という和名がつきました。

でっかい目玉

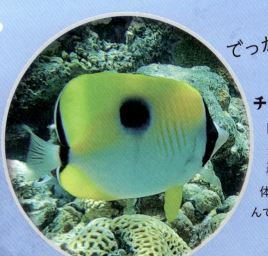

イッテンチョウチョウウオ
「一点」という名前の由来通り、体側に大きな目玉模様があります。模様には個体差があり、なかにはにじんで見えるものもいます。

目の横にうその目

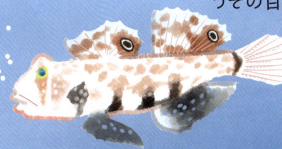

カニハゼ
砂底の岩陰に隠れていることが多い魚で、ハゼの仲間です。背びれにある2つの目玉模様がカニに見えることが名前の由来になっています。

めがねの産地 福井・鯖江

めがねを使用している人の割合は日本全体の57.6%、めがねとコンタクトレンズを使い分けている人まで含めると7割以上にのぼります。めがねフレームの産地として名高い福井・鯖江。実に日本製めがねフレームの約95%がこの街で作られています。

日本製めがねフレームの生産量
- その他の地域 5%
- 福井・鯖江 95%

めがねの使用率
- コンタクトレンズのみ使用 2.2%
- 常に裸眼 23.6%
- 常にめがねを使用 31.1%
- 必要なときめがねを使用 26.5%
- めがねとコンタクトを使い分け 16.7%

※調査機関：株式会社プラネット, n=4000 2021.12

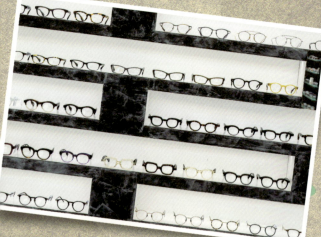

こだわりのあるフレーム加工には高い技術が必要です。職人の技術は伝承され、この街から数多くのブランドが生まれています。

街全体がひとつの工場

めがね作りは細かい工程の連続です。パーツごとに分業することで、街全体がひとつの大きな工場として発展していきました。また、世界ではじめて軽くて丈夫なチタン製フレームを開発し、世界最高品質のめがねの生産地として、その地位を確立しました。

めがねミュージアム

博物館ではめがね作りの歴史を見学することができます。めがね作りが楽しめる体験工房、めがねショップも併設されています。

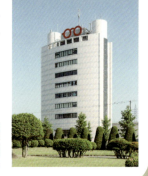

福井県鯖江市
新横江 2-3-4
めがね会館

めがねができるまで

フレーム作りの製作工程のひとつひとつに職人の技術がつまっています。樹脂を使った「セルフレーム」で100〜150工程、金属を使った「メタルフレーム」の工程数は300にもおよびます。

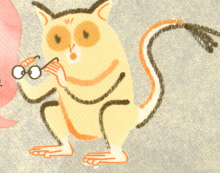

フレーム製造の工程数は100〜300もあるんだって！

[セルフレームの製作工程]

デザイン・設計

↓

フレームとなる樹脂のカーブづけ

↓

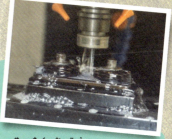

切削加工
樹脂素材を切削し、デザイン案をもとにフレームを作りあげていきます。精密さが求められるため、短時間に大量生産をすることはできません。

↓

鼻パット張り・ヤスリがけ

↓

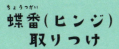

バフみがき
表面の傷を落とし、繊細な丸みと角を整えていきます。

↓

蝶番（ヒンジ）取りつけ
フロント（前枠）に金属の蝶番を埋めこみます。繊細な技術が必要で、やり直しができません。

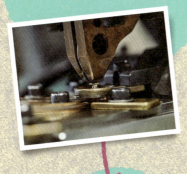

↓

組み立て・合口カット

↓

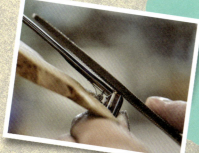

合口のヤスリがけ
フロントとテンプル（つる）の合わせ部分（合口）がまっすぐになるように職人技でカットしていきます。

↓

仕上げのバフみがき

↓

印字・検品

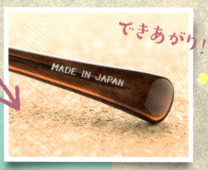

できあがり！

写真提供：めがねミュージアム

65

夢を見る

おばけに追いかけられる夢、空を飛ぶ夢……夢のなかで現実ばなれした奇妙な体験をしている人も多いのではないでしょうか。人は夢を見ているとき、まぶたを閉じたまま目だけを動かしているようです。人はなぜ夢を見るのでしょうか？ 動物たちの眠りのひみつにもせまります。

2つの睡眠パターン

私たちは睡眠中、レム睡眠とノンレム睡眠を交互にくり返しています。眠りにつくと、まずノンレム睡眠が訪れ、徐々に眠りのレベルが深くなります。ノンレム睡眠の後に訪れるのがレム睡眠です。人はこの時に鮮明な夢を見ることが多いようです。

人の脳は発達しているからほかの動物よりも眠りが深いんだって

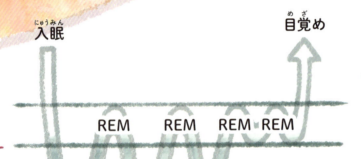

夢を見る
レム睡眠（REM）
- 目玉 …… つぶったままキョロキョロと動く　※レムは「rapid eye movement」の略
- 脳 …… 情報の整理のために活動している
- 心拍・呼吸 …… 上がる
- 自律神経 …… 不安定
- 体 …… 筋肉がゆるみ、熟睡している

記憶を定着させる
ノンレム睡眠
- 目玉 …… 動かない
- 脳 …… 記憶の定着をはかる部分だけ活動。ほとんどが休止
- 心拍・呼吸 …… 下がる
- 自律神経 …… 安定
- 体 …… 運動機能を司る部分は活動している

夢の役割

夢を見る理由は、まだはっきりわかっていません。ただ、日中に経験した大量の情報をその日のうちに処理するのは難しいため、夢のなかで思考や感情を整理し、不要な情報を消しているのではないかと考えられています。

睡眠中になぜ目が動くの？

"睡眠中に眼球が動くのはなぜか"その理由は長い間わかっていませんでした。しかし、最近発表された研究※で、レム睡眠中の目の動きは、夢のなかで見ている視線の動きと一致していることがわかってきました。夢のなかのリアルな体験がどうやって生み出されているのか、そこまでは解明されていませんが、睡眠と脳の働きにはまだ深いなぞがたくさんあるようです。

動物たちの眠り

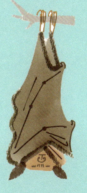

コウモリ
足のつくりが特殊なため、ぶら下がって逆さに寝ます。エネルギー節約のために1日19時間眠ります。

キリン
野生のキリンは、外敵におそわれたとき、すぐに逃げられるように立ったままの姿勢で眠ります。

イルカ
眠ったまま泳ぐことができます。脳を半分ずつ交互に休ませる特殊な方法で眠るといわれています。

※『Science』A cognitive process occurring during sleep is revealed by rapid eye movements.2022.8

目のためにできること

私たちは生活の大部分を視覚に頼って暮らしています。特に現代人は、スマートフォン（スマホ）やパソコンを見る時間が長くなっていて、目に大きな負担をかけています。大切な目の健康を守るために気をつけたいこと、またどんな習慣を身につけたらよいか見ていきましょう。

目に栄養を与える

目の粘膜を保護するには、ビタミン A、B、E が、また紫外線からのダメージを防ぐにはルテインやアントシアニンといった栄養成分がよいといわれています。これらの栄養は、にんじん、さつまいも、ほうれんそう、ブロッコリーなどの緑黄色野菜、また、アーモンドやブルーベリーなどの食品に多く含まれています。

目のうるおいを保つ

涙には目を乾燥から守り、目の細胞に栄養を与える働きがあります。しかし、目を使いすぎ、次第に涙が出にくくなると、目の表面が乾燥して、痛みや疲労感、不快感が起こる「ドライアイ」になることも。目の乾きを感じたら、目を休ませると同時に目薬などでうるおいを与えるとよいでしょう。

目のストレッチ!?

疲れ目にはストレッチが効果的です。といっても目を取り出してケアすることはできません。目のまわりにある筋肉をゆるめたり、ゆっくり動かしたりすることで、目の疲れを癒すことができます。

上下左右に動かす

目を上下左右にゆっくりと動かします。また時計回り、反時計回りに目玉をぐるぐる動かすことで目の筋肉をほぐすことができます。

スマホ・パソコンを見すぎて負担をかけない

スマホ・パソコンを長時間使用するのはよくありません。20 〜 30分に1回は目の休息時間をもうけましょう。また、画面から出ているブルーライトは、目の疲労だけでなく睡眠障害の原因になるため、ブルーライトフィルターを使うなどの工夫も必要です。

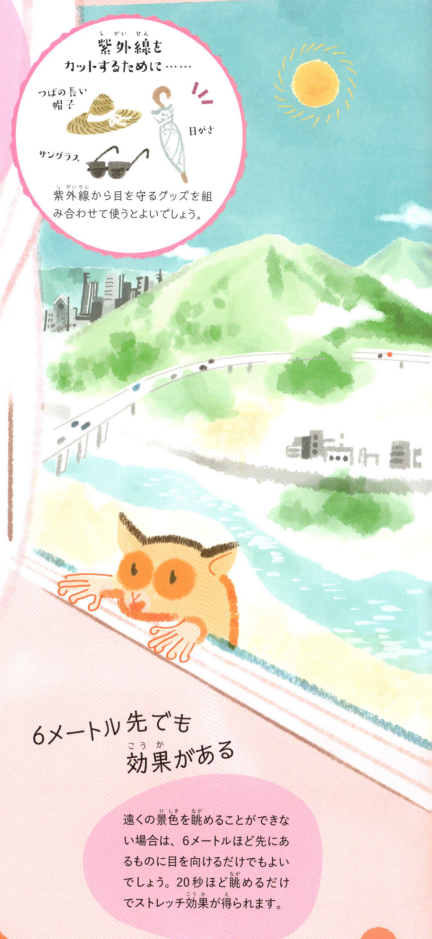

紫外線から目を守る

日焼け止めを肌にぬる習慣はあっても、紫外線が目に与える影響はまだよく知られていません。強い紫外線を浴び続けると、白目の組織が黒目の中に侵入して視覚障害を起こす「翼状片」という病気になったり、将来的に「白内障」になりやすくなったりすることがわかっています。紫外線の強い時期は特に、目を保護する道具を利用して、紫外線から目を守りましょう。

紫外線をカットするために……
つばの長い帽子　日がさ　サングラス
紫外線から目を守るグッズを組み合わせて使うとよいでしょう。

目を強くこすらない

目がかゆいとき、違和感があるときは、目薬をさす、水で冷やすなどして様子を見ます。それでもおさまらないときは眼科を受診しましょう。かゆいからといって目を強くこすると、眼球が傷ついたり、目のスクリーンにあたる網膜に障害が出たりすることもあります。ゴシゴシこするのはやめましょう。

遠くの景色を見る

本を読む、パソコンを操作する、スマホを見るなど、私たちは生活のなかで近くを見ることが多くなっています。20〜30分に1回は、視線を窓の外に向け、遠くのビルや山なみを20秒ほど眺めると目の疲れが癒されます。

6メートル先でも効果がある

遠くの景色を眺めることができない場合は、6メートルほど先にあるものに目を向けるだけでもよいでしょう。20秒ほど眺めるだけでストレッチ効果が得られます。

さくいん

あ行

アカメアマガエル	41
アヌビス	60
アノマロカリス	38
イッテンチョウチョウウオ	63
イモムシ	62
イルカ	41,67
色	20
インドクジャク	63
ウミヅキチョウチョウウオ	63
エジプト神話	60
X線・γ線	18
エボシカメレオン	40
遠視	34,42,53
オウムガイ	39

か行

拡大鏡	6
角膜	24,34,39
可視光線	19
カニハゼ	63
カブトムシの幼虫	50
カメラ眼	24,39
ガンガゼ	51
カンブリア紀	38
利き目	27
強膜	24
キリン	67
近視	34,44,45,50
キンメダイ	52
警告色	20
虹彩	24,25,40,41
光視症	35
コウモリ	67
個眼	38,39,41,48

さ行

錯視	10,11,12
三葉虫	39
視界	16,43
紫外線	18,37,41,43,44,48,49,68,69
視覚野	26
視細胞	8,25,38,39,44,46,48
視神経	25,26,46
視野	9,15,16,17,26,27,34.35,37,39, 41,43,44,46,47
視野欠損	35
周辺視	15
瞬間視	15
象形文字	56,57
硝子体	25,35
視力	6,14,15,29,30,35,37,40,42,43, 44,45,46,48,49
深視力	15
水晶体	24,25,34,39,44,45,51
睡眠	66,67
スポーツビジョン	15
正視	34
赤外線	19
セト	61

た行

ダイオウイカ	53
タテハモドキ	62
タペータム	41,42,46,52
単眼	48,49,51
短波	19
中心窩	25
中波	19
超音波	19
長波	19
デメニギス	52
天体望遠鏡	7
電波	19
動体視力	15,49
トート	61

70

遠眼鏡 ･････････････････ 7
トッケイヤモリ ･･････････ 41
トナカイ ･･････････････ 41
ドライアイ ････････････ 68
ドラゴンフィッシュ ･･････ 53

な行

内視鏡 ･･････････････ 7
涙 ････････････ 32,33,58,68
ニワカナヘビ ･･････････ 62
ヌタウナギ ･･････････ 51
ノンレム睡眠 ･･･････ 66

は行

バステト ･･･････････ 61
ハダカデバネズミ ･････ 50
波長 ･････ 8,18,19,21,26,43
光 ･･･････････････ 19
ヒエログリフ ･･･････ 57
飛蚊症 ･･･････････ 35
ヒメアカネ ･････････ 41
ヒメウラナミジャノメ ･････ 62
不可能図形 ････････ 11
福井・鯖江 ･･･････ 64
複眼 ･･･ 38,39,41,48,49,50,51
フクロウナギ ･･･････ 51
フジツボ ･･････････ 51
プラナリア ･･････････ 39
鼻涙管 ･････････ 28,32,33
ペルシャ ･･････････ 40
ホタテガイ ･･･････ 40
ほ乳類 ･･････････ 46,47,50
ホルスの目 ･･･････ 60,61

ま行

マイクロ波 ･･････････ 19
マガキガイ ･････････ 40
マサイ族 ･･････････ 14
まばたき ･････････ 30,31
ミナミクルマダイ ･････ 53
ミミズ ･･･････････ 50
耳ぬき ･････････ 29
脈絡膜 ････････････ 25
虫眼鏡 ･･･････････ 6

めがね ･･･････････ 34,64,65
目薬 ･･･････････ 28
盲斑(盲点) ･･･････ 25,26
網膜 ･････ 24,25,26,34,35,42,45,46,52,69
毛様体 ･････････ 24
毛様体小帯 ･････････ 24
モグラ ･･･････････ 50
モンハナシャコ ･･･････ 41

や行

葉緑素 ･･･････････ 20
ヨツメトラギス ･･･････ 63

ら行

ラー ･･･････････ 60
乱視 ･･･････････ 34
ランドルト環 ･･･････ 14
涙腺 ･･･････････ 32,33
涙点 ･･･････ 28,32,33
霊長類 ･･･････ 30,47
レム睡眠 ･････ 66,67

【参考文献】
『おもしろサイエンス 錯視の科学』
北岡明佳 著／2017年／日刊工業新聞社
『カラー版 虫や鳥が見ている世界―紫外線写真が明かす生存戦略』
浅間茂 著／2019年／中央公論新社
『奇想天外な目と光のはなし』入倉隆 著／2022年／雷鳥社
『原色ワイド図鑑 Picture Encyclopedia [8] 新装版 人体』
2016年／学研プラス
『五感ってナンだ! まるごとわかる「感じる」しくみ：見る、聞く、かぐ、
味わう、さわるってどういうこと？（子供の科学サイエンスブックス）』
坂井建雄 監修、山村紳一郎 著／2016年／誠文堂新光社
『仕掛絵本図鑑 動物の見ている世界』
ギヨーム・デュプラ 著、渡辺滋人 訳／2014年／創元社
『小学館の図鑑 NEO＋[新版]くらべる図鑑』
加藤由子、林一彦、冨田幸光、渡部潤一、室木忠雄、
江口孝雄 監修／2016年／小学館
『「ときめき×サイエンス」シリーズ⑥ この目、誰の目? 魚の目図鑑』
鈴木香里武 著・写真／2021年／ジャムハウス
『Newton 大図鑑シリーズ 人体大図鑑』2020年／ニュートンプレス
『脳と目がカギ! 色のふしぎ：最新研究でひもとく色覚のしくみから
配色のコツまで（子供の科学サイエンスブックス NEXT）』
竹内龍人 著／2023年／誠文堂新光社
『光と視覚（ライフ サイエンス ライブラリー）』
コンラッド・G・ミューラー、メイ・ルドルフ 原著　田口泖三郎 訳／
1968年／タイム ライフ ブックス
『ヒトの目、驚異の進化 視覚革命が文明を生んだ』
マーク・チャンギージー 著／2020年／早川書房
『ふしぎ? おどろき! 科学のお話 2年生』
ガリレオ工房、滝川洋二 監修／2015年／ポプラ社
『目のしくみ大研究 なぜ見える? トラブルを防ぐには?（楽しい調べ
学習シリーズ）』根木昭 監修／2014年／PHP研究所
「ナショナルジオグラフィック日本版 2016年2月号」
日経BP出版センター

[監修] **今泉忠明**（いまいずみ ただあき）

1944年東京生まれ。東京水産大学（現 東京海洋大学）卒業。国立科学博物館で哺乳類の分類学・生態学を学ぶ。文部省（現 文部科学省）の国際生物計画（IBP）調査、環境庁（現 環境省）のイリオモテヤマネコの生態調査などに参加。上野動物園で動物解説員を勤める。
主な著書に『アニマルトラック』（自由国民社）、『動物の衣食住学』（同文書院）、『進化を忘れた動物たち』（講談社）、『地球絶滅動物記』（竹書房）、『野生ネコの百科』（データハウス）、『かわいいネコには謎がある』（講談社）、『行き場を失った動物たち』（東京堂）、『珍獣学入門』（幻冬舎）、『山と森の動物たち』（朝日出版社）など。他に図鑑LIVE『動物』、『危険生物』（Gakken）、『ざんねんないきもの事典』シリーズ（高橋書店）など監修書籍多数。

[絵] **さいとうあずみ**

雑誌、書籍の編集プロダクションにて編集者として勤務したのち、2007年よりイラストレーターとして活動。書籍・雑誌・学校図書のほか、広告、店舗ロゴ、ミュージアムの展示イラストなど、幅広く手がける。生き物の描写を得意とし、『なぜか生きのこったへんな動物』（幻冬舎）、『地球を救うスーパーヒーロー生き物図鑑』『けなげな魚図鑑』（エクスナレッジ）などでイラストを担当。

デザイン　　三井京子
編集協力　　株式会社オフィス201（奥村典子）
校正　　　　渡邉郁夫

見るのが楽しくなる　目のひみつ

2025年4月1日　第1版第1刷発行

監　修　今泉忠明
絵　　　さいとうあずみ
発行者　矢部敬一
発行所　株式会社 創元社
　　　　https://www.sogensha.co.jp/
〈本社〉〒541-0047 大阪市中央区淡路町4-3-6
　　　　Tel.06-6231-9010　Fax.06-6233-3111
〈東京支店〉〒101-0051 東京都千代田区神田神保町1-2　田辺ビル
　　　　Tel.03-6811-0662
印刷所　TOPPANクロレ株式会社

©2025, Printed in Japan
ISBN 978-4-422-41181-1　C0047

〈検印廃止〉乱丁・落丁本はお取り替えいたします。
[JCOPY]〈出版者著作権管理機構 委託出版物〉
本書の無断複製は著作権法上での例外を除き禁じられています。複製される場合は、そのつど事前に、出版者著作権管理機構（電話 03-5244-5088、FAX 03-5244-5089、e-mail: info@jcopy.or.jp）の許諾を得てください。

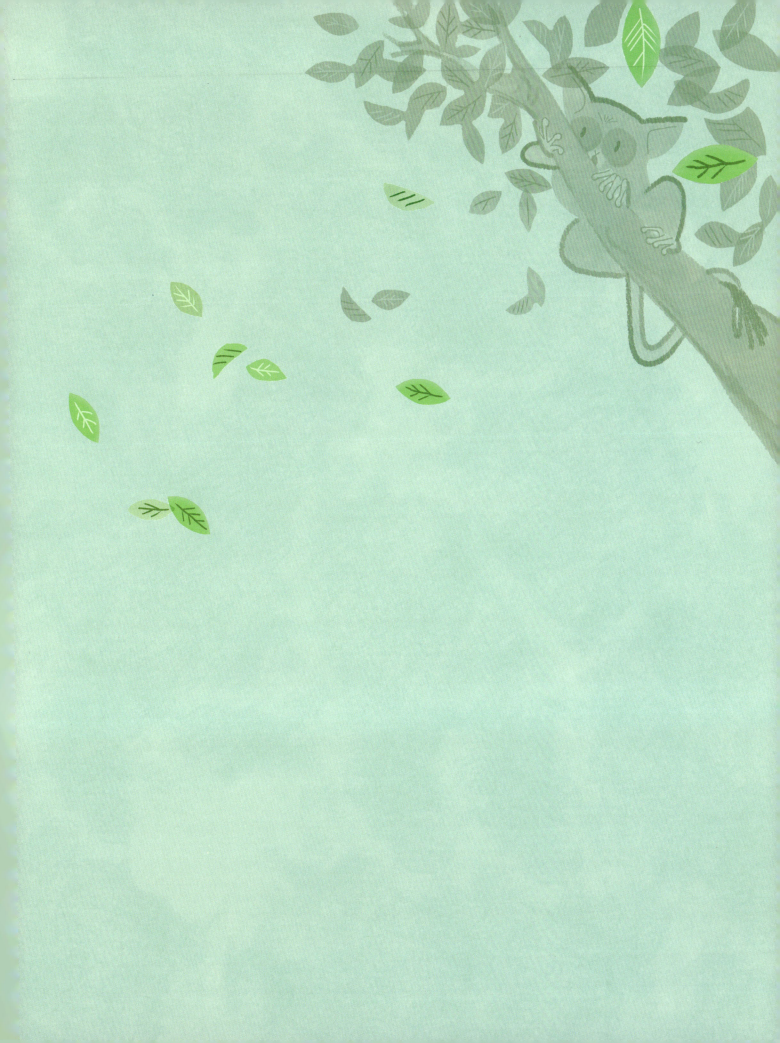

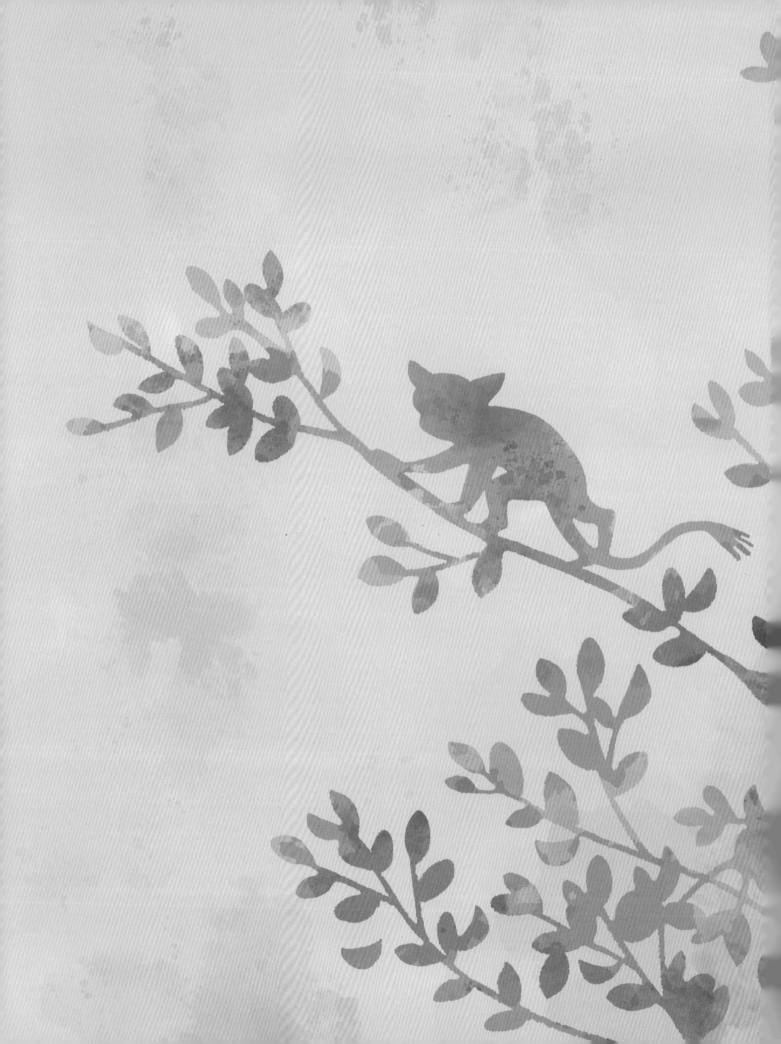